Khaoula Rekik
Ranim Toumi
Mounir Ben Jemaa

Tratamento da otite externa necrosante

Notícias

ScienciaScripts

Cover image: www.ingimage.com

This book is a translation from the original published under ISBN 978-620-6-72308-0.

Publisher:
Sciencia Scripts
is a trademark of
Dodo Books Indian Ocean Ltd. and OmniScriptum S.R.L publishing group

120 High Road, East Finchley, London, N2 9ED, United Kingdom
Str. Armeneasca 28/1, office 1, Chisinau MD-2012, Republic of Moldova, Europe
Printed at: see last page
ISBN: 978-620-8-33579-3

Khaoula Rekik
Ranim Toumi
Mounir Ben Jemaa

Tratamento da otite externa necrosante

ÍNDICE

LISTA DE ABREVIATURAS

ADP	Adenopatia
Amox-Ac Clav	Amoxicilina-ácido clavulânico
ATM	Articulação temporomandibular
C3G	Cefalosporinas de 3ª geração
CAE	Canal auditivo externo
PCR:	Proteína C reactiva
IDDM	Diabetes insulino-dependente
DMNID	Diabetes não insulino-dependente
FDG PET/CT	Tomografia por emissão de positrões com fluorodesoxiglucose
Ga67	Gálio 67
Gado	Gadolínio
Hb	Hemoglobina
HbA1c	Hemoglobina glicada
HC	Cultura de sangue
HTA	Tensão arterial elevada
IgA	Imunoglobulina A
IgG	Imunoglobulina G
IM	Intramuscular
RMN	Imagiologia por ressonância magnética
IV	Intravenosa
NFS	Hemograma
OE	Otite externa
OEN	Otite externa necrotizante
OTHB	Oxigenoterapia hiperbárica
OR	Rácio de probabilidade
ORL	Otorrinolaringologia
PFP	Paralisia facial periférica
pH	Potencial de hidrogénio
RCAE	Estreitamento do canal auditivo externo

MRSA Staphylococcus aureus resistente à meticilina

SIDA Síndrome de Imunodeficiência Adquirida

SPECT Tomografia Computorizada de Emissão de Fotão Único

Tc99m Tecnécio 99m

TAC Tomografia computorizada

PET/CT Tomografia por emissão de positrões/tomografia computorizada

VIH Vírus da Imunodeficiência Humana

VO Via oral

VS Taxa de sedimentação

INTRODUÇÃO

As infecções do ouvido externo, vulgarmente conhecidas como otite externa (OE), são uma das doenças mais comuns do canal auditivo. Embora a maioria dos casos seja benigna e se resolva normalmente com um tratamento local bem gerido no prazo de 15 dias (1), existe uma forma rara mas grave da doença: a otite externa necrosante (OEN). Foi descrita pela primeira vez em 1959 por Meltzer e Kelemen (2). Em 1968, J.R. Chandler identificou e denominou esta condição de "otite externa maligna" (3). O termo "maligna" não está ligado à sua origem neoplásica, mas sim ao seu desfecho fatal.

Caracterizada pela rápida destruição dos tecidos do canal auditivo externo (CAE), a OEN pode progredir para uma osteíte completa da base do crânio, com formas potencialmente devastadoras que se estendem aos tecidos moles profundos da face e ao sistema nervoso central (4).

Apesar dos avanços da medicina, a otite externa necrosante continua a representar um grande desafio para o clínico em termos de diagnóstico precoce, tratamento eficaz, prognóstico e prevenção (5).

A sua incidência tem aumentado significativamente nas últimas décadas, despertando um interesse crescente na comunidade médica.

A OEN ocorre geralmente em indivíduos diabéticos idosos, especialmente homens ou indivíduos imunocomprometidos, mas não exclusivamente (5).

O quadro clínico combina frequentemente otalgia resistente aos analgésicos e aos tratamentos locais, perda de audição e otorreia purulenta. O germe mais frequentemente encontrado é a *Pseudomonas aeruginosa* (6).

É uma doença que afecta a saúde auditiva dos indivíduos, conduzindo a uma rápida deterioração da qualidade de vida dos doentes e impondo um encargo económico considerável aos sistemas de saúde. Daí a necessidade de uma melhor compreensão da sua epidemiologia, mecanismos e opções de diagnóstico precoce para uma gestão óptima.

CAPÍTULO 1:
ESTUDO EPIDEMIOLÓGICO

1. FREQUÊNCIA

A OEN é uma condição inicialmente incomum e raramente documentada na literatura, embora tenha sido observado um aumento na sua incidência nos últimos anos (Tabela XVIII).

Tabela I: Frequência de otite externa necrosante na literatura

Estudo	Número de casos	Duração do estudo (anos)	Localização
Chen (7)	55	22 (1990-2011)	Taiwan
Hamzany (8)	60	19 (1990-2008)	Petah Tikva
Chintiri (9)	45	10 (1994-2003)	Tunísia
Cheng (10)	773	15 (2001-2015)	Taiwan
Guerrero-Espejo (11)	355	6 (2008-2013)	Espanha
Arsovic (12)	30	10 (2008- 2018)	Sérvia
Escotilha (13)	786*	3 (2012-2015)	Estados Unidos
Eweiss (14)	39	8 (2012-2020)	Reino Unido

*Doentes internados em 187 hospitais dos Estados Unidos.

2. REPARTIÇÃO ANUAL

A incidência da SSE a nível mundial não está bem documentada e pode variar consoante a região, as populações estudadas e os critérios de diagnóstico utilizados. Chawdhary et al (15) mostraram um aumento de seis vezes no número de casos entre 1999 (n = 67) e 2013 (n = 421), Bhasker et al (16) mostraram um aumento estatisticamente significativo na frequência de diagnóstico de SDO durante o período de estudo (p = 0,0027) de 2004 a 2012 e Eweiss et al (14) mostraram um aumento no número de casos de SDO de 9 casos (2012-2016) para 30 casos (2016-2020). Todos estes estudos foram efectuados no Reino Unido. Esta tendência crescente pode ser explicada por uma maior sensibilização para esta doença, pelo envelhecimento da população e pelo aumento da prevalência da diabetes. Alguns estudos mostraram que a incidência de SDO se manteve estável ao longo dos anos (17).

Para obter estimativas exactas da incidência da DOD a nível mundial, seriam necessários estudos epidemiológicos mais alargados.

3. INCIDENCIA POR IDADE

A incidência de OEN é maior em indivíduos com 65 anos ou mais (10) (18) (Tabela XIX).

No entanto, esta doença não se limita aos idosos, podendo também ser observada em jovens, nomeadamente nos que sofrem da síndrome da imunodeficiência adquirida (SIDA).

Quadro II: Idade média de acordo com diferentes séries da literatura

Estudo	Ano	Idade média (anos)	Extremo (anos)
Silvestre (17)	2016	54,1	-
Hutson e Watson (19)	2019	72	40-89
Arsovic (12)	2020	71	52-88
Costa (20)	2023	69,5	61-76,7
Na Tunísia			
Chnitir (9)	2005	67	50-84
Abed (21)	2016	66,5	48-86

4. REPARTIÇÃO POR GENERO

A maioria dos estudos registou uma predominância do sexo masculino (12) (22) (20) (Quadro XX).

Isto pode ser explicado, por um lado, pelo facto de o potencial hidrogeniónico (pH) do cerúmen ser menos ácido nos homens do que nas mulheres, o que reduziria a sua ação antibacteriana no ouvido e, por outro lado, pela má adesão ao tratamento da diabetes, mais frequente nos homens do que nas mulheres.

Nalguns estudos, verificou-se uma predominância de mulheres:

- Yiğider et al (23) efectuaram uma série de 26 doentes, incluindo 17 mulheres e 9 homens.
- Sylvester et al (24) efectuaram uma série de 8200 casos, dos quais 52,2% eram mulheres e 47,8% homens.

Quadro III: Repartição dos doentes por género na literatura

Estudo	**Número de casos**	**Homens**	**Mulheres**	**Rácio entre os sexos**
Nenad et al (12)	30	27	3	9
Guevara et al (22)	22	17	5	3,4
Sideris et al (25)	36	27	9	3
Guerrero-Espejo et al (11)	355	250	105	2,4

5. ORIGEM GEOGRAFICA

Até à data, os estudos sobre a correlação entre a origem geográfica e a incidência de OEN continuam a ser insuficientes. Alguns estudos mostraram uma maior incidência em zonas rurais (26). Outros estudos mostraram uma predominância em regiões quentes e húmidas (27).

CAPÍTULO 2:
ESTUDO CLÍNICO

1. FACTORES ASSOCIADOS

Na literatura, vários factores têm sido associados à OEN. É importante notar que a presença de um ou mais destes factores é inconsistente: Exposição significativa à água (natação ou mergulho) ou introdução forçada no CAE de água contaminada com *Pseudomonas aeruginosa*, como a água da torneira (28), certas manobras traumáticas, limpeza do CAE, extração de um tampão de cerúmen, presença de um corpo estranho no CAE ou exposição a radioterapia externa (29-31).

2. TERRENOS

O perfil clássico de doente para esta doença é o "homem idoso diabético", tal como descrito inicialmente por Chandler (3). Este facto pode ser explicado pela alteração das defesas imunitárias associadas à idade e à diabetes.

2.1. Idade

Vários estudos concluíram que a idade avançada é um fator importante no desenvolvimento de OEN. Uma série de 3 casos de OEN datada de 1984 incluía doentes sem condições de imunodeficiência subjacentes, sendo o único fator de risco importante identificado a idade avançada. As idades destes doentes eram 87, 93 e 93 anos (32).

Uma análise de 8.300 doentes hospitalizados por SDO entre 2002 e 2013 revelou que os doentes mais velhos (>65 anos) podem ter um risco acrescido de complicações da SDO e um pior prognóstico em comparação com os doentes mais jovens. Especificamente, este estudo relatou que os pacientes com mais de 65 anos de idade tinham: mais procedimentos hospitalares, estadias hospitalares mais longas, maior probabilidade de complicações e maior mortalidade intra-hospitalar (24).

Um outro estudo (Soudry et al) constatou que os doentes com mais de 70 anos tinham uma sobrevida de 5 anos de 44%, enquanto os doentes com menos de 70 anos tinham uma sobrevida de 5 anos de 75% (33).

Em comparação com os adultos, a SDO é ainda mais rara nas crianças. Foi observada em pessoas com diabetes e outras doenças imunodepressoras, como a deficiência de imunoglobulina G (IgG), a deficiência de imunoglobulina A (IgA), a leucemia, a neutropenia, bem como após um transplante de medula óssea. Em geral, pensa-se que as crianças diagnosticadas com SSE têm um prognóstico mais favorável do que os adultos (34).

2.2. Diabetes

O fator de risco mais frequentemente referido na literatura para o desenvolvimento de SSE é a diabetes mellitus (Quadro XXI), estimando-se que 90-100% dos doentes com SSE tenham diabetes (18,35-37).

Tabela IV: Frequência da diabetes na otite externa necrosante na literatura

Estudo	Frequência da diabetes (%)
Azeez et al (37)	94
Peled et al (38)	94,3
Peled et al (39)	92,5
Byun et al (40)	82,1
Sylvester et al (24)	55,1
Sideris et al (25)	88,8
Yiğider et al (23)	96,1

Pensa-se que a diabetes mellitus predispõe os doentes à SSE devido à microangiopatia, à cicatrização deficiente de feridas e a uma resposta imunitária diminuída. De facto, as lesões microvasculares nos doentes diabéticos, bem como os defeitos na fagocitose dos leucócitos e na digestão intracelular das bactérias, são factores favoráveis ao desenvolvimento da SSE.

Além disso, as variações do pH do cerúmen e a redução dos componentes líticos favorecem igualmente o crescimento bacteriano nos doentes diabéticos (41).

Embora a associação entre a SSE e a diabetes esteja bem estabelecida, o nosso conhecimento dos efeitos da duração da diabetes e do controlo glicémico na progressão da doença e nos resultados permanece limitado. Joshua et al (42) verificaram que os doentes com SSE que apresentavam todos os parâmetros obrigatórios de acordo com os critérios de Friedman e Cohen tinham uma maior incidência de diabetes, uma maior utilização de medicação antidiabética oral e uma maior incidência de complicações relacionadas com a diabetes em comparação com os doentes com SSE que não apresentavam todos os parâmetros obrigatórios.

Stern-Shavit et al (43) relataram pacientes do mesmo centro e descobriram que a mortalidade específica da doença estava correlacionada com a diabetes e era prevista por ela. Lee et al (44) relataram que a duração da diabetes estava associada à SSE não controlada, mas que a HbA1c não estava associada à progressão da SSE. Do mesmo modo, Loh et al (45) referiram que a gravidade da diabetes, definida como HbA1c>7%, não estava associada ao resultado da doença.

Peled et al (38) mostraram que níveis elevados de hemoglobina glicada (HbA1c) estavam associados a um internamento mais longo em doentes com SSE. A duração da diabetes e a microalbuminúria não se correlacionaram com a necessidade de cirurgia e com a duração do internamento hospitalar. Isto pode indicar que o controlo da diabetes na altura do início da doença, em comparação com a duração total da diabetes, desempenha um papel mais importante na sementeira de bactérias no osso circundante, levando a uma doença grave que requer um tratamento hospitalar mais prolongado.

2.3. Outros antecedentes

Uma proporção não negligenciável de doentes não diabéticos (9,1% dos casos) pode desenvolver OEN (40), que neste caso se deve principalmente a uma disfunção do sistema imunitário. As razões para a imunossupressão incluem malignidade hematológica, cancro sólido, história de transplante de órgãos, história de quimioterapia ou radioterapia, deficiência do sistema imunitário (VIH) ou utilização de esteróides crónicos ou outros imunossupressores. Estes doentes têm maior probabilidade de desenvolver osteomielite externa devido à sua menor resistência à infeção, o que permite que a infeção se espalhe à volta do ouvido externo (41) (18).

Estes doentes com imunossupressão devida ao VIH ou a outros factores não diabéticos têm mais probabilidades de desenvolver SDO numa idade mais jovem do que os doentes com diabetes (46). Além disso, as pessoas que vivem com VIH têm um risco acrescido de infecções fúngicas e é provável que tenham uma evolução clínica menos favorável do que os doentes com diabetes (47).

A OEN também pode ocorrer em doentes imunocompetentes (48,49):

- Em alguns estudos, a hipertensão arterial e a insuficiência coronária foram frequentemente associadas à SDO, uma vez que esta última afecta eletivamente os idosos (24) (50).
- Em 2019, Bruschini et al (51) relataram o caso de um paciente que, ao contrário da maioria dos indivíduos afectados, não era diabético nem imunocomprometido, mas tinha sido previamente tratado com radioterapia na região da cabeça e pescoço, 20 anos antes do início da osteomielite externa. A radioterapia pode induzir um processo muito lento de necrose óssea, e uma infeção bacteriana poderia ter invadido o tecido necrótico (18) (52).

3. TEMPO DE DIAGNÓSTICO

Existe sempre um atraso no diagnóstico (Quadro XXII). Na revisão da literatura efectuada por Mahdyoun et al (53), o atraso médio foi de 70 dias. Este atraso corresponde frequentemente ao ensaio de primeira linha de tratamento antibiótico intra-auricular local, considerado como um tratamento para a otite externa simples, dada a semelhança de sintomas numa fase inicial (22).

Tabela V: Tempos de diagnóstico para pacientes com otite externa necrosante relatados na literatura

Estudo	Número de casos	Tempo de diagnóstico (dias)
Guevara et al (22)	22 casos	91
Glikson et al (27)	25 casos	42
Peled et al (28)	89 casos	33
A nossa série	116 casos	66

4. SINAIS FUNCIONAIS

A apresentação clínica da OEN não é muito específica e é muito semelhante à OE precoce. Vários estudos relataram que a otalgia é o sintoma de apresentação mais comum (27) (53). Os sinais específicos da OEN em comparação com a OE simples incluem dor desproporcionada ao exame e otorreia purulenta grave. A possibilidade de OEN também deve ser considerada se a otalgia persistir durante mais de um mês.

4.1 Dor de ouvido

A otalgia é o sintoma mais comum (Tabela XXIII) e é caraterística da otite externa necrosante (22,27,39,50,54). Esta dor pode ser intensa e lancinante, e está normalmente localizada no ouvido afetado. Agrava-se com o movimento ou pressão sobre o ouvido, podendo mesmo irradiar para outras partes da cabeça, pescoço ou face. A dor é geralmente contínua, com uma exacerbação nocturna incapacitante que é resistente aos analgésicos habituais (55).

Tabela VI: Frequência de otalgia na literatura durante a otite externa necrosante

Estudo	Frequência de otalgia (%)
Guevara et al (22)	100
Peled et al (39)	85,5
Takata et al (50)	96
Glikson et al (27)	100
Marina et al (54)	100

4.2 Otorréia

A otorreia é o 2º sinal funcional mais frequentemente descrito na literatura (22,37,50,54) (Tabela XXIV). Em alguns estudos, a otorreia foi o motivo mais frequente de consulta (56-58). A quantidade de otorreia é variável e tende a diminuir após alguns dias de tratamento com antibióticos. É tipicamente purulenta e esverdeada (a cor da piocianina produzida por *Pseudomonas*), mas pode por vezes ser azulada ou mesmo hemorrágica. É resistente ao tratamento habitual com antibióticos para a otite externa.

Tabela VII: Frequência de otorreia na literatura durante a otite externa necrosante

Estudo	Frequência da otorreia (%)
Sekar et al (57)	100
Byun et al (58)	84,1
Marina et al (54)	71
Takata et al (50)	78

4.3. Dor de cabeça

As cefaleias localizam-se geralmente nas regiões occipital e temporal (42, 48, 51). Caracterizam-se pela sua intensidade e resistência aos analgésicos de primeira linha. De acordo com os dados de Sekar (49), as cefaleias estavam presentes em 77,2% dos doentes, enquanto Byun (50) registou um valor de 36,4%.

4.4 Perda de audição

A perda de audição é um sinal inconsistente (quadro XXV). É frequentemente moderada e pode ser condutiva, devido à obstrução do canal auditivo externo por granulações ou edema, ou neurossensorial, devido ao envelhecimento ou à diabetes mellitus. É confirmada por audiometria.

Tabela VIII: Frequência da perda de audição na literatura durante a otite externa necrosante

Estudo	Frequência da perda auditiva (%)
Lambor et al (59)	77,8
Azeez et al (37)	56,1
Singh et al (60)	25
Glikson et al (27)	16

4.5. Febre

Os doentes com NEO são geralmente apiréticos. De facto, os sinais habituais de infeção estão ausentes na otite externa necrosante (41). Os doentes podem descrever uma febre, mas a presença de febre é variável na literatura. Por exemplo, numa revisão sistemática efectuada por Mahdyoun, que incluiu 48 estudos, verificou-se que a febre foi documentada em 5 estudos com percentagens que variaram entre 5% e 47% (53).

Noutros estudos, a febre esteve completamente ausente (27).

4.6. Zumbidos e vertigens

O zumbido e a vertigem foram raramente relatados na literatura (9).

5. ASSENTO

Na literatura, a otite externa necrosante (OEN) é geralmente observada unilateralmente (Tabela XXVI), mas os casos bilaterais não são excepcionais, com uma frequência que varia de 11 a 64% (61). A maioria dos casos envolve o lado direito (67% de acordo com o estudo de Bathokedeou (30), e 83,3% de acordo com o estudo de Balakrishnan (30,62).

Migirov (63) demonstrou uma correlação significativa entre a lateralização dos pacientes com OEN e a orelha afetada: entre 34 pacientes destros, 70,6% tinham OEN à direita, em comparação com 29,4% à esquerda, enquanto todos os pacientes canhotos tinham OEN na orelha esquerda (p = 0,006). Esses resultados destacam a forte relação entre a lateralidade e a orelha afetada na OEN. Migirov explicou esta relação colocando a hipótese de que o desenvolvimento de OEN pode dever-se a um trauma local auto-infligido no canal auditivo do mesmo lado que a mão dominante.

Tabela IX: Percentagem de unilateralidade na otite externa necrosante na literatura

Estudo	Percentagem de unilateralidade (%)
Bathokedeou et al (30)	100
Balakrishnan et al (62)	100
Guevara et al (22)	100
Peled et al (38)	97,7

6. SINAIS FISICOS

6.1 Inspeção e palpação

Durante um exame otorrinolaringológico, é frequente encontrar otorréia (27,40,56,58), dor na mastoide (64), dor na ATM (18,22,55,60), trismo (34,65) e pericondrite (64). A adenopatia cervical é raramente observada no exame clínico.

6.2. Exame dos pares cranianos

As lesões nervosas podem surgir no início da doença, sendo por isso um dos motivos de consulta. No entanto, geralmente, as lesões nervosas ocorrem numa fase tardia da doença e são um sinal do seu estado avançado. De facto, é a complicação mais grave.

Todos os pares cranianos devem ser examinados de forma sistemática na primeira consulta.

6.2.1. Paralisia facial

O envolvimento do nervo facial é o mais frequente e o mais precoce devido à proximidade do forame estilomastóideo (46,59) (Tabela XXVII). Fisiopatologicamente, a paresia facial ocorre inicialmente por compressão mecânica do VII nervo na sua saída do crânio ao nível do forame estilomastóideo, podendo evoluir para paralisia por necrose. A sua frequência varia consoante os estudos, oscilando entre 6 e 66% (24,44,50,53), com tendência a diminuir ao longo dos anos (27,38,39).

O envolvimento do VII nervo é mais frequente em crianças, e pode chegar a 53% (25). Isso se deve à maior proximidade do nervo facial com o forame estilomastóideo.

Esta condição aumenta o risco de mortalidade (18,43,66).

Tabela X: Percentagem de envolvimento do nervo facial na literatura durante a otite externa necrosante

Estudo	Frequência da lesão do nervo facial (%)
Lee et al (44)	46,4
Takata et al (50)	21
Glikson et al (27)	8
Sylvester et al (24)	6,6

6.2.2. Danos noutros pares de crânios

O envolvimento de outros nervos cranianos é menos comum do que o VII nervo e está frequentemente associado a paralisia facial (44,64,66).

Os nervos mais frequentemente afectados são: pneumogástrico X, espinal XI, glossofaríngeo IX e hipoglosso XII (34,40,54,57). Raramente foram relatados casos de OEN envolvendo o nervo trigêmeo V, o nervo abducente VI e o nervo ótico II (44,46). Os nervos olfativo I, oculomotor III e troclear IV não parecem ser afectados na OEN (28).

O envolvimento dos nervos cranianos é considerado um fator de prognóstico na OEN, uma vez que reflecte a extensão da infeção (31,67).

6.3. Otoscopia

A otoscopia durante a OEN pode mostrar um ECA inflamado, mais ou menos estreito, um pólipo, detritos necróticos e/ou tecido de granulação no assoalho do ECA na junção osteocartilaginosa (18,34,46,68). A presença de tecido de granulação é altamente sugestiva de OEN (Tabela XXVIII). No entanto, este sinal parece ser muito mais raro em pacientes infectados pelo HIV e em crianças (28). Classicamente, o tímpano permanece intacto na OEN (31,69).

Tabela XI: Percentagem de tecido de granulação na literatura durante a otite externa necrotizante

Estudo	Percentagem de tecido de granulação (%)
Peled et al (38)	72,5
Peled et al (39)	71
Byun et al (40)	78
Glikson et al (27)	96
Hasibi et al (56)	26,7
Stern Shavit et al (43)	75

CAPÍTULO 3:
EXAMES COMPLEMENTARES

1. BIOLOGIA

1.1. Contagem sanguínea

O hemograma pode ser normal ou pode mostrar uma hiperleucocitose com predominância de PNN (18,46).

1.2. PRC

Existem poucas provas da sensibilidade da PCR para a apresentação inicial da OEN, pelo que resultados negativos não excluem o diagnóstico (34). Embora a PCR não seja específica para a OEN, pode ser útil para monitorizar a progressão da doença e a resposta à terapêutica antimicrobiana (46). Alguns estudos sugeriram que os níveis de PCR ajudam a prever a duração do internamento hospitalar e a necessidade de terapêutica antifúngica, ajudando assim a adaptar o tratamento (70).

1.3. Níveis de glucose no sangue

A OEN pode ser indicativa de diabetes não reconhecida anteriormente, ou pode levar à descompensação da diabetes existente. Por conseguinte, recomenda-se a manutenção de uma monitorização rigorosa da glucose no sangue durante o tratamento da SDO em doentes com diabetes. Além disso, os indivíduos sem historial conhecido de diabetes devem ser submetidos a uma avaliação da diabetes após o diagnóstico de OEN (46).

2. MICROBIOLOGIA

2.1. Amostragem local

No contexto da OEN, a zaragatoa é um método comum (50), mas não é fiável devido ao elevado risco de contaminação pela flora comensal do CAE. É preferível recolher a descarga auricular com uma seringa (71).

Em casos de otite externa recorrente, a recolha de amostras de tecido demonstrou ser de grande valor na seleção do tratamento antimicrobiano adequado e na exclusão de outras causas potenciais, como a malignidade ou o colesteatoma (72).

A utilização de métodos moleculares, como um teste de reação em cadeia da polimerase (PCR), favorece a deteção do agente patogénico no caso de OEN refractárias negativas em cultura (73,74).

A amostragem deve ser efectuada precocemente antes do início do tratamento (46).

2.2. Bacteriologia

A Pseudomonas aeruginosa (P. aeruginosa) tem sido relatada há muito tempo como o agente causador mais comum de OEN (18,67,68). No entanto, estudos mais recentes sugerem uma prevalência decrescente *de P. aeruginosa* como agente causador de OEN (34) e um aumento na frequência de culturas negativas (40). A P. aeruginosa é um germe aeróbio gram-negativo obrigatório que coloniza o CAE num ambiente húmido ou após trauma. *A P. aeruginosa* não é um componente normal da flora do canal auditivo, mesmo em pacientes diabéticos, e o seu isolamento deve ser considerado anormal e patológico.

Para além da *P. aeruginosa*, vários outros germes podem causar OEN (28), incluindo *Staphylococcus aureus, Klebsiella pneumoniae, Enterobacter,* Staphylococci coagulase-negativa, *Escherichia coli, Proteus mirabilis* e *Enterococcus faecalis* (Quadro XXIX) .

Tabela XII: Percentagem de diferentes bactérias na otite externa necrosante de acordo com a literatura

Estudo	Percentagem de *P. aeruginosa*	Outros germes
Hobson et al (75)	45%	**Staphylococcus aureus meti-sensível:* 15%. **Staphylococcus aureus multirresistente:* 15%. * *Klebsiella pneumoniae: 5%.* * *Acinetobacter:5%* * Enterococcus: 10%.
Arsovic et al (12)	47%	* *Staphylococcus aureus: 10%.* * *Enterococcus: 3%.* * *Escherichia coli: 11%.* * *Proteus mirabilis: 3%.* * *Streptococcus pyogenes: 3%.*
Sideris et al (25)	64%	* *Staphylococcus:* 19%. * Streptococcus*:* 6%.
Takata et al (50)	62%	* *Staphylococcus aureus:* 6%. **Enterobacter.spp:* 1%. * *Klebsiella.spp:*2%. * *Proteus.spp:* 2%. * *Escherichia coli:* 1%.

Para além disso, as hemoculturas têm um papel limitado na SSE. As hemoculturas são efectuadas na presença de sinais gerais, como febre e arrepios.

2.3 Sensibilidade aos antibióticos

A ciprofloxacina é a droga mais utilizada no tratamento da OEN devido à sua baixa incidência de efeitos colaterais, boa tolerabilidade e melhor penetração na cartilagem. Como observado em estudos anteriores, *as Pseudomonas* começaram a desenvolver resistência à ciprofloxacina devido ao uso generalizado de fluoroquinolonas, tanto no tratamento sistémico como em gotas auriculares tópicas. De acordo com a literatura, a resistência à ciprofloxacina por *Pseudomonas* varia de 3% a 50% (40,50,57). *A Pseudomonas aeruginosa* tem a capacidade de sofrer mutações nas suas enzimas de replicação, que são os alvos das fluoroquinolonas, tornando-as ineficazes. Também pode tornar-se resistente através da produção de um biofilme isolante de polissacáridos que impede a difusão de antibióticos (76).

Este aumento progressivo da resistência ao longo do tempo pode ser evitado limitando a utilização de fluoroquinolonas para a otite externa benigna em doentes ambulatórios.

De acordo com a literatura, os principais germes isolados são sensíveis à amicacina, à cefapérazona-sulbactam e à piperacilina. Isto mostra como a resistência aos antibióticos levou à utilização de antibióticos de gama mais elevada para tratar esta infeção (57).

2.4. Micologia

Na literatura, os estudos micológicos são frequentemente efectuados em doentes que já estão a tomar antibióticos (77). Suspeita-se de uma causa fúngica em caso de insucesso da terapêutica antibiótica antipoziânica. Isto significa que as OEN são consideradas como sendo de origem bacteriana, daí o atraso no diagnóstico e tratamento das OEN fúngicas. Este é o principal fator negativo na OEN micótica (40).

No nosso estudo, os 2 fungos mais frequentemente isolados na literatura *foram Candida.spp* e *Aspergillus.spp* (34,50), com predominância de *Aspergillus (*31,47,56,78). A espécie mais frequente foi *Aspergillus flavus* e para *Candida*, a espécie mais frequente foi *Candida albicans* (79).

2.5. Sensibilidade aos agentes antifúngicos

A sensibilidade aos agentes antifúngicos tem sido debatida em vários estudos. *O Aspergillus*, o fungo mais responsável pela OEN, é geralmente sensível ao voriconazol (79). Alguns estudos concluíram que o voriconazol e o cetoconazol eram os agentes antifúngicos mais eficazes, particularmente contra o *Aspergillus niger* e *a Candida albicans* (80). Outros mostraram uma forte atividade da caspofungina contra isolados *de Aspergillus* e *Candida* (81).

A Candida, especialmente *a Candida albicans*, é altamente sensível ao fluconazol (79), com alguma resistência observada em alguns casos (82).

3. DADOS DE IMAGIOLOGIA

A imagiologia desempenha um papel importante, não só no diagnóstico positivo da OEN, mas também na determinação da extensão da infeção e na avaliação da resposta ao tratamento.

As modalidades de imagiologia mais utilizadas são a tomografia computorizada (TC), a ressonância magnética (RM), os radionuclídeos e a tomografia por emissão de positrões com fluorodesoxiglucose (FDG PET/CT) (49).

Vários estudos compararam a superioridade de diferentes técnicas de imagiologia, enquanto outros examinaram a abordagem multifacetada e a utilização óptima de modalidades de imagiologia específicas para obter os melhores resultados.

3.1 Tomografia computorizada (TC) das rochas

A tomografia computorizada é ideal para avaliar a erosão óssea, daí o seu valor no diagnóstico inicial da OEN (28). Pode ser efectuada com ou sem injeção de contraste. É necessária a exploração da janela óssea e parenquimatosa com reconstruções axiais e coronais.

3.1.1. Aplicação

Na literatura, a TC das rochas foi efectuada em 60 a 100% dos casos (39,45,83,84).

3.1.2. Resultados

Nos casos de OEN, a TC das rochas pode mostrar o envolvimento do canal auditivo externo, da mastoide, da articulação temporomandibular e da base do crânio. O envolvimento dos tecidos moles, como o preenchimento do ouvido médio e da mastoide, bem como o envolvimento da nasofaringe, também podem ser observados na TC. Estes achados também têm valor prognóstico, como demonstrado por vários estudos (85,86).

Osteólise, preenchimento do CAE ou das células mastóideas são as principais lesões encontradas na TC (46,85) (Tabela XXX).

Tabela XIII: Dados das tomografias computadorizadas das rochas na otite externa necrosante

	Peled (39)	Salaheddine (87)	Peled (83)
Osteólise (%)	29,8	100	-
Enchimento ACE (%)	61,4	100	60
Preenchimento das células da mastoide (%)	94,6	80	65
Preenchimento da cavidade timpânica (%)	35	-	50
Envolvimento dos tecidos moles peri-auriculares (%)	-	15	-
Artrite da ATM (%)	-	10	5
Osteíte da base do crânio (%)	-	-	10

*CAE: canal auditivo externo ATM: articulação temporomandibular

3.1.3. Benefícios

Uma vez que a erosão óssea distingue a otite externa maligna da otite externa, a tomografia computorizada (TC) é a modalidade de imagem mais utilizada para o diagnóstico de primeira linha da OEN e da osteíte da base do crânio (28,88).

A tomografia computorizada é frequentemente considerada um método relativamente fácil e rápido de obter uma visão geral da região mastoideia. O ponto forte desta modalidade reside na avaliação da erosão e desmineralização óssea (88). Assim, a TC permite uma melhor identificação da disseminação posterior da OEN, provavelmente porque o padrão de disseminação posterior se baseia apenas na destruição cortical da mastoide do osso temporal, uma estrutura que não pode ser avaliada de forma óptima pela RM (89). A TC é utilizada para analisar a densidade óssea na base do crânio e a formação de abcessos nos tecidos moles. Também avalia o envolvimento da mastoide, da articulação temporomandibular, da fossa infratemporal, da nasofaringe, do ápice petroso e do canal carotídeo. (90).

3.1.4. Limites

Embora a TC seja a modalidade de imagem de primeira escolha para pacientes com OEN, ela tem suas limitações. A osteólise, embora seja um achado frequente na OEN, não é específica desta doença. Pode também estar associada a muitas outras condições, tais como tumores benignos ou malignos ou lesões congénitas. Além disso, a TC não consegue diferenciar entre uma causa inflamatória e uma neoplásica (91).

Por outro lado, a erosão óssea não é evidente na TC até que cerca de 30% do osso esteja desmineralizado. Consequentemente, a erosão óssea precoce pode não ser detetável na TC, levando a atrasos no diagnóstico (41). Foram descritas na literatura taxas elevadas de falsos negativos, até 41% (89,92). É também inadequada para detetar a extensão endocraniana ou o envolvimento de tecidos moles (88). Também não é adequada para o seguimento terapêutico (93). De facto, vários estudos relataram que os achados da TC não se correlacionam com o resultado clínico (28).

3.2. Cintigrafia óssea

Trata-se de um exame fundamental que revela geralmente uma hiperfixação na rocha (31). Podem ser utilizados dois radioelementos: o tecnécio-99m e o gálio-67.

3.2.1. Cintigrafia com tecnécio-99m

3.2.1.1. Técnica

A cintigrafia com tecnécio-99m (^{99m}Tc) consiste na injeção de difosfonato de metileno marcado com ^{99m}Tc e na utilização de uma câmara gama para obter uma série de imagens precoces (aos 5 minutos), tardias (às 4 horas) e muito tardias (às 24 horas).

O tecnécio-99m liga-se aos cristais de hidroxiapatite e a ligação é mais intensa (hiperfixação) nas zonas com maior atividade osteoblástica. No caso da OEN, este exame revela a destruição óssea induzida pela infeção, mostrando a hiperfixação.

3.2.1.2. Benefícios

A cintigrafia tem uma sensibilidade excelente (31). Numa meta-análise recente, a sensibilidade global do tecnécio (^{99m}Tc) foi de 96,99% (94). Mesmo um aumento de 10% na atividade osteoblástica pode ser detectado (88), permitindo um diagnóstico precoce. É também uma técnica económica e facilmente disponível (88).

3.2.1.3. Limites

A cintigrafia óssea, embora sensível, não é específica (31), uma vez que também mostra um aumento da fixação em qualquer condição de elevada renovação óssea, por exemplo, no estado pós-operatório ou em casos de malignidade com envolvimento ósseo (88).

Também não é adequada para monitorizar a evolução da resolução, uma vez que a remodelação óssea persiste durante vários meses após a recuperação clínica, pelo que a cintigrafia continuará a dar resultados positivos (90).

Para ultrapassar esta falta de especificidade, alguns autores recomendaram a utilização do anticorpo monoclonal murino ligado ao tecnécio (^{99m}Tc sulesomab), aprovado para a imagiologia da osteomielite, que reflecte com precisão a atividade da doença e a resposta ao tratamento (95).

Dado que a cintigrafia com ^{99m}Tc também carece de precisão anatómica, a combinação deste radionuclídeo com a tomografia computorizada de emissão de fotão único (SPECT) e com a TC ou a RMN permite obter imagens mais precisas e informativas (46,93).

3.2.2. Cintigrafia com gálio 67

3.2.2.1. Técnica

Uma cintigrafia inicial com gálio 67 (Ga67) está indicada como parte do exame inicial de ORL. O radioisótopo é incorporado em bactérias e granulócitos que se dividem ativamente, pelo que a imagiologia em série ao longo de um período de tempo pode ser utilizada para determinar a duração do tratamento com antibióticos e para monitorizar a resposta ao tratamento (31).

3.2.2.2. Benefícios

A cintigrafia com gálio-67 tem uma excelente sensibilidade, com 93,78% relatada na literatura (94).

Quando a osteomielite está ativa, os exames com ^{99m}Tc e 67Ga são positivos, mas quando a osteomielite está inativa, o exame com 67Ga é negativo. Por conseguinte, pode ser utilizado para avaliar a eficácia do tratamento da otite externa maligna (41). A sua negatividade é considerada como um critério importante de cura. Os antibióticos podem então ser suspensos se as imagens tomográficas tiverem normalizado na cintigrafia com gálio (95).

3.2.2.3. Limites

A cintigrafia com gálio-67, tal como o ^{99m}Tc, é sensível mas não específica (31). Não distingue entre uma origem infecciosa e o envolvimento tumoral.

Embora vários estudos tenham referido que a cintigrafia com gálio pode ser utilizada para monitorizar a atividade da doença, outros observaram que podem ser observados exames normais em doentes com doença recorrente (28). Além disso, esta técnica fornece poucos detalhes anatómicos e baixa resolução, o que realça a importância da sua integração com a informação fornecida pela TC, RM (95) ou tomografia computorizada de emissão de fotão único (SPECT) (28).

O elevado custo e a dificuldade de acesso à cintigrafia óssea com gálio, bem como a sua elevada exposição à radiação, continuam a ser os principais problemas que limitam a viabilidade desta investigação na avaliação radiológica da OEN (96).

3.3 Imagiologia de Ressonância Magnética (MRI)

3.3.1. Benefícios

Comparando a ressonância magnética com a tomografia computorizada:

- A RM permite um diagnóstico precoce antes do aparecimento de erosão óssea na TC (28).
- Graças à sua excelente resolução, a RM é o exame de eleição para estudar a extensão das lesões aos tecidos moles e à medula óssea. Pode detetar infiltrações nos espaços intracranianos e laterofaríngeos, nos forames nervosos, na dura-máter e na base do crânio. A RM é, portanto, útil para determinar o prognóstico, mostrando a extensão (a extensão em mais do que uma direção está associada a um prognóstico mais grave) e procurando complicações locais como a trombose venosa (28,46,89,93).
- A RMN é o exame de eleição para detetar lesões nos nervos cranianos, nomeadamente nos nervos VII e VIII (46,93).
- A RM pode ser utilizada para distinguir a osteomielite da base do crânio secundária a otite externa maligna do carcinoma nasofaríngeo (97).

3.3.2. Limites

- A RM é mais cara do que a TAC e menos acessível.
- A RM não é recomendada para o seguimento terapêutico de doentes com OEN, uma vez que o aspeto morfológico das lesões permanece inalterado durante muito tempo (46,93).
- A RM é menos específica do que sensível: pode dar falsos negativos nas fases iniciais da doença e pode, por vezes, confundir uma origem infecciosa com um envolvimento tumoral (41).

3.4. Tomografia por emissão de positrões/tomografia computorizada (PET/CT)

A tomografia por emissão de positrões combinada com a tomografia computorizada pode detetar tecidos metabolicamente activos, o que a torna um teste ideal para identificar e monitorizar tumores malignos ou infecções localizadas (46). Tem uma especificidade melhor do que a RM ou a TC isoladamente (91%) e uma sensibilidade de 96% (86).

A 18F-FDG-PET/CT tem sido descrita como uma modalidade de imagem fiável para o diagnóstico, localização da doença e tomada de decisão relativamente à interrupção do tratamento da OEN. Alguns estudos consideraram a PET/CT como a modalidade de imagem de eleição para o diagnóstico inicial e o seguimento de doentes com ORL devido às suas vantagens em termos de sensibilidade, especificidade, custo e exposição à radiação (86,96).

Em determinadas situações, a PET/CT pode não diferenciar a OEN dos tumores do osso temporal (86).

4. ANATOMOPATOLOGIA

Os estudos anatomopatológicos de amostras de ouvido obtidas por biopsia do CAE não são sistemáticos. Está reservada para os doentes que não responderam à terapêutica antibiótica ou nos quais as culturas são negativas sem melhoria clínica. É o único método definitivo para distinguir a OEN do envolvimento tumoral (28).

A OEN micótica também pode ser confirmada pela presença de filamentos miceliais no tecido de granulação com uma cultura positiva (92).

A biopsia do canal auditivo externo pode revelar ulceração e perda do epitélio, com bactérias e inflamação que se estendem para o tecido fibroso denso. Nas áreas onde o epitélio permanece intacto, as alterações reactivas podem variar desde uma ligeira hiperplasia até à hiperplasia pseudoepiteliomatosa. A inflamação aguda e crónica, incluindo a formação de abcessos, é comum. Em amostras de biópsia retiradas do ducto cartilaginoso, a inflamação estende-se frequentemente às unidades apopilosebáceas (46).

CAPÍTULO 4:
DIAGNÓSTICO POSITIVO

1. DIAGNÓSTICO POSITIVO DE OTITE EXTERNA NECROSANTE

O diagnóstico de OEN requer um forte índice de suspeição baseado em vários critérios, tais como uma história clínica completa, sinais clínicos, condições subjacentes susceptíveis de comprometer o sistema imunitário, marcadores biológicos tais como um aumento da PCR, a presença de certos agentes patogénicos bacterianos ou fúngicos encontrados e evidência radiológica com ou sem erosão óssea no canal auditivo externo e na fossa infratemporal (93).

Atualmente, não existe um critério de diagnóstico universalmente aceitável para a DOD (31). Numa revisão sistemática recente (50) que incluiu 51 artigos: 18% utilizaram a definição de caso proposta por Cohen e Friedman (98) e 6% utilizaram uma definição modificada. Uma minoria (22%) incluiu factores de risco na sua definição de caso, nomeadamente diabetes ou imunodeficiência. O critério de definição de caso mais comum foi a "não melhoria dos sintomas com o tratamento ambulatório" (80%).

Na literatura, alguns critérios de diagnóstico foram estabelecidos por:

- Corey (99) publicado em 1985:
    - Otite externa persistente.
    - Tecido de granulação no canal auditivo externo.
    - Mastoidite ou osteomielite da base do crânio demonstrada radiologicamente.
    - Paralisia do nervo craniano.
    - *Pseudomonas* em amostras bacteriológicas.

Este estudo (99) também tem valor prognóstico ao identificar 3 estágios de OEN.

- Em 1987, Cohen (98) dividiu os critérios de diagnóstico em critérios maiores, cuja presença é obrigatória, e critérios menores (Quadro XXXI).

Quadro XIV: Critérios de diagnóstico da otite externa necrosante segundo Cohen

Critérios principais	Critérios menores
• Dor	• *Pseudomonas* na amostra
• Exsudado	• Radiografia positiva, incluindo tomografia computorizada
• Edema	• Diabetes
• Tecido de granulação	• Danos nos pares cranianos
• Microabscessos confirmados por cirurgia	• Terreno estúpido
• Ecografia positiva com tecnécio-99m	• Idosos

Para além disso, alguns estudos salientaram o valor do diagnóstico precoce da SSE antes de todos os critérios principais terem sido cumpridos, de modo a garantir um melhor prognóstico (28).

- Levenson (100), em 1991, combinou os 7 critérios seguintes:
  - Otite externa refractária.
  - Otalgia grave.
  - Um exsudado purulento.
  - A presença de tecido de granulação no assoalho do CAE.
  - A presença de *Pseudomonas aeruginosa* na cultura de exsudado.
  - Uma condição específica (doente idoso, diabético ou imunocomprometido).
  - Fixação petrosa na cintigrafia ^{99m}Tc em fases tardias.

A Tabela XXXII ilustra a frequência relativa dos diferentes critérios de diagnóstico de LEVENSON em diferentes séries da literatura.

Quadro XV: Critérios de diagnóstico de LEVENSON

	Lambor et al. (59)	Emin Karmen et al. (69)	Bruno et al. (101)	O nosso estudo
Otite externa refractária	100%	100%	100%	100%
Dor de ouvido severa	100%	100%	100%	88,8%
Exsudado purulento	81,5%	100%	72,7%	67%
Tecido de granulação	92,6%	100%	100%	26,7%
Presença *de Pseudomonas*	41,7%	90%	81.8%	50%
Terreno privado	100%	100%	100%	89,6%
Cintigrafia positiva	-	40%	27,2%	18,9%

2. CLASSIFICAÇÃO DA OTITE EXTERNA NECROTIZANTE

Na literatura, existem 3 classificações antigas baseadas em dados anatómicos e radiológicos para definir a gravidade da doença.

- Classificação de COREY (99) (quadro XXXIII):

Quadro XVI: Classificação COREY 1985

Fase I	Infeção dos tecidos moles e do osso do canal auditivo externo sem afetar os pares cranianos.
Fase II	Danos nos pares cranianos: 1-Lesão do nervo facial 2-Danos noutros pares cranianos.
Fase III	Complicações graves: 1-Meningite; 2-Empiema da epidural ; 3-Empiema subdural; 4-abcessos no cérebro

❖ Classificação de LEVENSON (100) (quadro XXXIV):

Quadro XVII: Classificação de LEVENSON

Fase I: Pré-otite externa necrotizante	Presença de um destes critérios (doente diabético, idoso ou imunocomprometido, otite externa com otalgia intensa, especialmente nocturna, otorreia purulenta com *Pseudomonas aeruginosa*, otite externa de arrastamento, tecido de granulação no CAE).
Fase II: ORL limitada	^{99m}Estadio I com um exame Tc positivo
Fase III: OEN central	Estádio II com envolvimento da ATM, da base do crânio, dos espaços parafaríngeos, da fossa infratemporal e/ou paralisia dos nervos cranianos.

ATM: articulação temporomandibular

❖ Classificação de THAKAR 1996 (102) (quadro XXXV):

Quadro XVIII: Classificação THAKAR

Fase I	Otite externa necrotizante (dor de ouvido persistente, osso nu no CAE, sem paralisia facial)
Fase II	Osteomielite limitada da base do crânio (lesão do nervo facial)
Fase III	Osteomielite extensa da base do crânio (envolvimento do forame jugular, extensão intracraniana).

CAE: meato auditivo externo

CAPÍTULO 5:
PROGNÓSTICO E FORMAS ESPECIAIS

1. PROGNÓSTICO

Vários factores estão associados a um mau prognóstico em doentes com OEN: tais como paralisia do nervo facial, etiologia fúngica da OEN, recidiva da OEN, recurso a cirurgia e achados radiológicos importantes (erosão óssea, envolvimento intracraniano ou orofaríngeo na TC ou RM) que sugerem que a infeção ultrapassou os seus limites anatómicos e se disseminou para compartimentos tecidulares adjacentes (12,66). Por outro lado, a associação com sinais de infeção intracraniana, como meningite, formação de abcessos ou trombose venosa séptica, é frequentemente fatal e representa uma fase tardia da OEN (34).

Vários estudos avaliaram a utilização da paralisia do nervo facial como um indicador de prognóstico. O envolvimento do nervo facial tem sido sugerido como um indicador de prognóstico desfavorável da OEN, indicando doença avançada (34,43). No entanto, alguns estudos não encontraram diferenças significativas na sobrevivência entre os doentes com paralisia do nervo facial e os que não a têm (103). Certas co-morbilidades podem piorar o prognóstico da DOD e prolongar o tempo de hospitalização, tais como perda de peso, diabetes com complicações crónicas, insuficiência cardíaca congestiva, coagulopatia, doença hepática e idade superior a 70 anos (13,43,103).

2. FORMULÁRIOS ESPECIAIS

2.1. Otite externa necrotizante fúngica

O envolvimento micótico é atualmente cada vez mais comum, especialmente em indivíduos imunocomprometidos de idade avançada, como foi o caso na nossa série, em que a idade média dos doentes com ORL fúngica foi de 68,8±10,8 anos, enquanto no caso da ORL bacteriana a idade média foi de 60±15 anos.

A ORL fúngica caracteriza-se pelo envolvimento da mastoide e do ouvido médio, pelo envolvimento mais frequente do nervo facial, por um prognóstico reservado e por uma mortalidade mais elevada (quadro XXXVI).

Quadro XIX: Comparação entre otite externa necrotizante fúngica e bacteriana

	OEN Bacteriana	OEN Fungos
Bilateralidade (8)	10%	33%
Duração dos sintomas antes da hospitalização (56)	9-12 semanas	>12 semanas
Paralisia facial (8) (56)	14% 17,3%	55% 28,7%
Imagiologia (8)	-	Maior envolvimento da região mastoideia e do ouvido médio
Prognóstico (34)	-	Mais grave
Tratamento (47,79)	-	Maior recurso à cirurgia e à HBOT
Cultura bacteriana positiva na apresentação (8)	75%	33%
SDO persistente (8)	12%	89%

NEO: otite externa necrotizante HBOT: oxigenoterapia hiperbárica

2.2 Otite externa necrotizante em crianças

A OEN é rara em crianças (46). Afecta principalmente crianças com diabetes e/ou outras condições de imunodeficiência, incluindo deficiência de IgG, deficiência de IgA ou transplante de medula óssea. A leucemia ou neutropenia e a anemia são também factores de risco para a OEN em crianças (28,34).

Em crianças, a OEN é mais frequentemente complicada por paralisia facial, que pode mesmo inaugurar a doença. Esta predisposição tem sido atribuída à maior proximidade do nervo facial ao forame estilomastóideo (34). Os doentes pediátricos são mais sintomáticos no exame inicial (24). O prognóstico da OEN é melhor do que nos adultos, com internamentos mais curtos, custos hospitalares totais mais baixos e menor necessidade de desbridamento, biopsia do ouvido ou oxigenoterapia hiperbárica (24).

2.3 Otite externa necrosante em doentes imunocomprometidos

A OEN também foi descrita em vários contextos de imunossupressão que não a diabetes: como a infeção retroviral (VIH), neoplasia, malignidade hematológica, tratamento imunossupressor ou terapia prolongada com corticosteróides (28,46). Estes doentes desenvolvem OEN numa idade mais precoce do que os diabéticos. No contexto da infeção retroviral pelo VIH, os doentes têm um risco mais elevado de infecções fúngicas, especialmente por *Aspergillus* spp. O prognóstico é menos favorável do que nos doentes diabéticos. Para além disso, podem não ter tecido de granulação no CAE à otoscopia (46,47).

Outros germes mais raros podem ser isolados de doentes com imunossupressão devido ao VIH ou a outros factores não diabéticos, tais como *Scedosporium apiospermum, Pseudallescheria boydii, Candida ciferrii, Candida orthopsilosis e Malassezia sympodialis* (28).

2.4. Doentes imunocompetentes

Embora a otite externa maligna seja frequentemente observada em doentes diabéticos idosos ou imunocomprometidos, também pode ser observada em indivíduos imunocompetentes. A sintomatologia é a mesma que em indivíduos diabéticos (25,49).

2.5. Forma bilateral

Alguns casos de SDO bilateral foram publicados na literatura mundial. Isso ressalta o poder de propagação e os danos que podem ser causados pela OEN (53). No nosso estudo, 12 casos (10,3%) eram bilaterais.

CAPÍTULO 6:
DIAGNÓSTICO DIFERENCIAL

O diagnóstico diferencial da OEN inclui várias entidades: otite externa, mastoidite, doença de Paget, queratose obturante, dermatite seborreica, carcinoma do canal auditivo, colesteatoma, labirintite supurativa, otite média e pericondrite (31,34,46).

1. OTITE EXTERNA SIMPLES

A otite externa (OE) é uma infeção que leva à inflamação do CAE. No início da doença, a otite externa pode ser clinicamente indistinguível da OE simples. É mais frequente em crianças e partilha os mesmos factores de risco que a OEN: natação ou outra exposição à água ao ar livre, traumatismo auricular devido a limpeza ou arranhões excessivos e utilização de dispositivos auriculares, como tampões ou aparelhos auditivos. O quadro é idêntico ao da OEN: otalgia, otorreia, surdez. Na otoscopia, o canal auditivo pode estar parcial ou totalmente obstruído por detritos ou secreção purulenta, mas a membrana timpânica deve parecer normal se for visualizada (como na OEN). Além disso, o CAE apresenta-se normalmente eritematoso e inflamado. [er]Na otite externa, a otalgia é sensível aos analgésicos de 1 nível e a evolução é frequentemente favorável após 7 dias de tratamento habitual (34).

2. MASTOIDITE

A otite externa necrosante também pode ser confundida com mastoidite na população pediátrica. A mastoidite ocorre mais frequentemente em crianças. A maioria dos casos ocorre em doentes com menos de 2 anos de idade (104). Os sintomas mais comuns incluem mal-estar, membrana timpânica anormal, eritema pós-auricular, sensibilidade e/ou protrusão do pavilhão auricular, febre, estreitamento do canal auditivo, dor de ouvido e otorreia (34). A mastoidite pode ser diagnosticada através de tomografia computorizada (TC) (105).

3. OTITE EXTERNA TUBERCULOSA

A otite externa tuberculosa, uma forma rara de tuberculose extra-pulmonar, pode apresentar-se como uma infeção crónica e purulenta do ouvido médio e, em menor grau, do ouvido externo (106). É frequentemente caracterizada por otorreia resistente ao tratamento e pode levar a complicações como paralisia do nervo facial e perda progressiva da audição. A tuberculose extracraniana, principalmente dos pulmões, é comum. O diagnóstico baseia-se na cultura direta de *Mycobacterium tuberculosis* (107).

4. OTITE MÉDIA COLESTEATOMATOSA

A otite média colesteatomatosa e a otite externa necrotizante partilham muitas semelhanças. Ambas as condições podem apresentar-se com otalgia, otorreia e perda de audição. No entanto, o exame otoscópico sob um microscópio pode geralmente distinguir entre as duas condições, mostrando a presença de uma matriz colesteatomatosa (108). A natureza da erosão óssea pode ser um fator chave para distinguir estas condições (109). A otite colesteatomatosa, assim como a OEN, predomina em indivíduos idosos, com idade média de 58 ± 17,9 anos. Pode ocorrer em crianças, com a possibilidade de patogénese congénita e outros factores associados, como a inserção de tubo de ventilação (108,110).

5. GRANULOMATOSE DE WEGENER

A granulomatose de Wegener pode afetar o ouvido externo, manifestando-se por uma vasta gama de sintomas da cabeça e pescoço e destruição do osso temporal com envolvimento dos pares cranianos (111). O exame histológico demonstra vasculite necrosante a favor da granulomatose de Wegener (112).

6. CARCINOMA DE CÉLULAS ESCAMOSAS

O carcinoma do osso temporal pode também apresentar-se como otalgia e otorreia. Uma vez que os estudos radiológicos não conseguem diferenciar o tumor da infeção necrosante, a biopsia é o único método definitivo para distinguir estas duas entidades. A associação destas duas patologias tem sido descrita na literatura (28). Alguns autores salientam a importância de suspeitar de um processo neoplásico em caso de má resposta terapêutica, sendo imprescindível o recurso a uma biópsia do CAE para retificar o diagnóstico (31).

7. TUMORES DE CELULAS GIGANTES DA BASE DO CRANIO

Os sintomas destes tumores podem ser semelhantes aos da otite externa necrosante (113).

8. ASPERGILOMA DO OUVIDO MÉDIO

O aspergiloma do ouvido médio pode imitar a otite externa necrosante. Ambas podem apresentar-se com otalgia, otorreia e perda de audição, e podem envolver o nervo facial (114). O exame patológico pode ajudar a corrigir o diagnóstico.

CAPÍTULO 7:
TRATAMENTO

A gestão da SSE sofreu uma grande revolução desde que foi descrita pela primeira vez, com a evolução de medicamentos antimicrobianos eficazes recentemente desenvolvidos e uma abordagem multidisciplinar ao tratamento. Antes da era dos antibióticos activos contra a *Pseudomonas aeruginosa*, o resultado da doença era fatal na maioria dos casos.

O controlo glicémico rigoroso, a correção dos desequilíbrios electrolíticos, a melhoria da imunidade, a higiene auricular, a oxigenoterapia hiperbárica e a terapia antimicrobiana sistémica e ototópica prolongada tornaram-se cruciais no tratamento eficaz da OEN (20,31).

A cirurgia é considerada quando os tratamentos não cirúrgicos se revelaram ineficazes e envolve procedimentos como o desbridamento local, a drenagem do abcesso ou a remoção do sequestro ósseo (46).

1. TRATAMENTO DO SÍTIO

O tratamento da doença requer uma abordagem multidisciplinar. Por isso, é necessário estabelecer:

- A gestão da diabetes consiste na terapia com insulina, no controlo glicémico rigoroso e adequado através da medição da HbA1c e da monitorização seriada da glicemia (26,57,84,115).
- Melhoria da imunocompetência (116).

2. ANTIBIOTICOS

2.1. Escolhas e associações

A terapia antibiótica precoce e adequada pode evitar a destruição óssea e a subsequente disseminação da OEN para estruturas intracranianas. As culturas da drenagem do canal auditivo externo (CAE) devem ser obtidas antes da terapia antimicrobiana, pois os resultados das culturas orientarão a escolha da molécula (34,117).

O quadro XXXVII resume as numerosas associações citadas na literatura.

Quadro XX: Diferentes combinações de antibióticos encontradas na literatura.

Estudo	Número de casos	Terapia com antibióticos
Hariga et al (120)	19 casos	Ceftazidima+Gentamicina: 3 casos. Ofloxacina+Gentamicina: 3 casos. Ofloxacina+Ceftazidima: 13 casos.
C. Pulcini et al (121)	32 casos	Ceftazidima + ciprofloxacina: 27 casos. Fosfomicina (IV) + ceftazidima: 1 caso. Piperacilina-tazobactam +fosfomicina (IV): 1 caso. Ceftazidima: 2 casos. Clindamicina+ciprofloxacina: 1 caso.
S. Chabbret et al (76)	32 casos	Ciprofloxacina+ ceftazidima: 25 casos. Meropenem+fosfomicina: 1 caso. Piperacilina+tazobactam+ciprofloxacina: 3 casos. Teicoplanina+clindamicina: 1 caso. Pristinamicina+ciprofloxacina+ceftazidima: 1 caso. Cloxacilina+ciprofloxacina: 1 caso.
Carlton et al (117)	12 casos	Cefepima + Ciprofloxacina: 4 casos. Vancomicina+ Cefepime+ Levofloxacina: 1 caso. Piperacilina/tazobactam+ Cefepima ou Ceftazidima: 2 casos. Meropenem +Ciprofloxacina: 2 casos. Aztreonam: 1 caso. Vancomicina + Meropenem: 1 caso. Piperacilina/tazobactam+ Cefepime+ Ciprofloxacina: 1 caso.

Os antimicrobianos antipseudomonas são a pedra angular do tratamento da OEN (28). Vários autores demonstraram o valor das fluoroquinolonas no tratamento da OEN *por Pseudomonas*, o que revolucionou o prognóstico desta doença (27,28,117). Para além da sua excelente atividade contra a *P. Aeruginosa*, as fluoroquinolonas têm uma concentração no osso e cartilagem sete vezes superior à do soro e uma baixa toxicidade renal, dado o estado precário da função renal nos diabéticos, o que torna as fluoroquinolonas bem adequadas para a OEN (31,117). A ciprofloxacina é a molécula mais utilizada. A monoterapia de longa duração de 6 a 8 semanas com ciprofloxacina oral (750 mg duas vezes por dia) pode ser indicada como terapêutica antibiótica inicial. Contudo, a ciprofloxacina tem uma cobertura limitada contra as bactérias gram-positivas e não cobre o MRSA (*Staphylococcus* aureus resistente à meticilina) (34).

Além disso, estudos mais recentes mostraram o aparecimento de um número crescente de estirpes *de Pseudomonas* resistentes às fluoroquinolonas (32,45). Esta resistência varia consideravelmente consoante o contexto clínico, com taxas de resistência que atingem 30-33% em alguns contextos (34,118). A utilização excessiva de fluoroquinolonas em otites simples e infecções ORL e/ou respiratórias superiores, uma estadia anterior em cuidados intensivos, diabetes mellitus e residência nosocomial são factores de risco para a *P. aeruginosa* resistente às fluoroquinolonas (34,118,119).

Se se suspeitar de resistência às fluoroquinolonas, devem ser prescritas combinações com outros agentes com atividade *antipseudomonas*, como a piperacilina-tazobactam, a ceftazidima, a cefepima e o meropenem (118).

Atualmente, o protocolo de tratamento mais recomendado na literatura para o tratamento da OEN é uma combinação parentérica de uma fluoroquinolona e uma cefalosporina de 3ª geração (C3G), seguida de uma fluoroquinolona oral (20,53,103,117,120).

A associação de imipenem e ciprofloxacina está também indicada para o tratamento da OEN em casos de resistência ao C3G devido à produção de uma cefalosporinase, que resulta em resistência a todos os beta-lactâmicos testados, com exceção do imipenem (36).

Para além do perfil de resistência do germe, a escolha da terapêutica antibiótica depende da gravidade da doença:

- ❖ Para doentes imunocompetentes com otite externa necrosante não complicada (28):
  - ➔ Ciprofloxacina intravenosa (IV) como monoterapia (em adultos: 400 mg IV 3 vezes por dia, em crianças: 20 a 30 mg/kg por dia IV divididos de 12 em 12 horas, máximo de 800 mg/dia).
  - ➔ Retratamento oral com ciprofloxacina (em adultos: 750 mg duas vezes por dia, em crianças: 20 a 30 mg/kg por dia, divididos de 12 em 12 horas, máximo de 1500 mg/dia).
- ❖ Para doentes com otite externa necrosante avançada (erosão óssea significativa, neuropatias cranianas múltiplas) ou condições imunossuprimidas, ou quando a taxa local de resistência às fluoroquinolonas em Pseudomonas é muito elevada (28):
  - ➢ Terapia dupla inicial com ciprofloxacina e um beta-lactâmico antipseudomonas:
    - ✓ Piperacilina:
      - Adultos: 3 g IV *6/dia ou 4 g IV *4/dia.
      - Crianças: 50 a 75 mg/kg IV de quatro em quatro ou de seis em seis horas (não exceder 4 g por dose ou 24 g por dia).
    - ✓ Piperacilina-tazobactam:
      - Adultos: 4g/500mg IV *4/dia.
      - Crianças com peso ≤40 kg: 300 mg/kg de piperacilina por dia IV divididos em 3 doses (não exceder 16 g por dia do componente piperacilina).

- Crianças >40 kg: 3 g de seis em seis horas ou 4 g de seis a oito horas.

✓ Ceftazidima:
  - Adultos: 2 g IV *3/dia.
  - Crianças: 100 a 150 mg/kg por dia IV divididos de oito em oito horas (não exceder 6 g por dia).

✓ Cefepima:
  - Adultos: 2g IV *2/dia (em infecções graves por *P. aeruginosa*, podemos administrar 2g*3/dia).
  - Crianças: 50 mg/kg IV de oito em oito horas (não exceder 2 g por dose).

✓ Meropenem:
  - Adultos: 2 g IV *3/dia.
  - Crianças: 60 mg/kg/dia IV divididos de oito em oito horas (não exceder 3 g por dia), em caso de extensão intracraniana: 120 mg/kg/dia IV divididos de oito em oito horas (não exceder 6 g por dia).

➢ Reexposição oral com ciprofloxacina.

❖ Para os doentes com evidência de sépsis, infeção sistémica ou disseminação intracraniana, é necessária uma cobertura antimicrobiana de largo espetro (122,123):

➢ Vancomicina (30 mg/kg IV) + cefepima ou ceftazidima ou meropenem.

➢ Se se suspeitar de um abcesso intracraniano: o metronidazol deve ser adicionado ao regime de tratamento acima descrito.

2.2. Duração do tratamento

A duração do tratamento depende da resposta à terapêutica. Os doentes devem ser reavaliados a cada 4 a 6 semanas durante o tratamento com um exame Ga-67. A terapêutica com antibióticos deve ser interrompida uma semana após um exame

Ga-67 normal, desde que os marcadores inflamatórios também tenham normalizado. Mesmo após a resolução da infeção, os doentes de alto risco devem ser reavaliados periodicamente durante um ano, uma vez que podem ocorrer recidivas (46).

De acordo com a literatura, recomenda-se uma duração mínima de antibioterapia de 4 a 8 semanas (20,28,31,124). Esta recomendação baseia-se no tempo necessário para a reconstrução vascular óssea, que demora aproximadamente 3 a 4 semanas (41).

3. ANTIFÚNGICOS

3.1 Escolha de agentes antifúngicos

Em doentes com VIH, imunossupressão grave ou falha do tratamento com antibióticos, deve suspeitar-se de ORL fúngica e deve ser prescrito ao doente um agente antifúngico empírico (41).

Antes do aparecimento de novos agentes antifúngicos, como o fluconazol e o voriconazol, o tratamento da SSE baseava-se na anfotericina B seguida de itraconazol na maioria dos casos (34,50,56).

Ao longo dos anos, as estratégias terapêuticas evoluíram consideravelmente. Os doentes são tratados em função do fungo isolado, da sua sensibilidade aos agentes antifúngicos e das moléculas disponíveis (27,125,126). O fluconazol e o voriconazol são mais bem tolerados do que a anfotericina B, com boa biodisponibilidade oral e boa difusão óssea, o que explica o facto de serem indicados como tratamento de primeira linha para a ORL fúngica. A caspofungina é raramente utilizada (47,127,128).

3.1.1. Otite externa necrotizante por cândida

A Candida é frequentemente sensível a todos os derivados de triazóis. Para a OEN causada por *Candida*, o fluconazol pode ser prescrito como tratamento de primeira linha (79), exceto para *Candida krusei*, que é naturalmente resistente, e

Candida glabrata, cuja sensibilidade ao fluconazol é reduzida. O voriconazol é igualmente eficaz, e ainda mais do que o fluconazol (59,77).

3.1.2. Otite externa necrotizante por aspergilose

No caso da OEN *de Aspergillus*, o tratamento prolongado com voriconazol pode ser a terapia de eleição (28,47,129). Pode ser prescrita uma terapêutica alternativa com anfotericina B lipossómica. O voriconazol foi superior à anfotericina B num ensaio aleatório controlado em doentes com outros tipos de infecções invasivas *por Aspergillus* (principalmente pulmonares) (28). O isavuconazol, um novo triazol que demonstrou ser não inferior ao voriconazol no tratamento de infecções invasivas *por Aspergillus*, pode também ser uma opção para o tratamento da otite externa maligna *por Aspergillus* (130).

3.2. Duração do tratamento antifúngico

Os autores recomendam um tratamento antifúngico durante um mínimo de 2 a 3 meses (56,78,79,131).

4. TRATAMENTO E CUIDADOS LOCAIS

4.1. Cuidados locais

A importância dos cuidados locais no tratamento da OEN tem sido enfatizada por vários autores na literatura (120).

Este tratamento inclui (132):

- Aspiração de secreções purulentas.
- Desbridamento local do tecido de granulação.
- Remoção do sequestro de osso ou cartilagem, quando presente.
- Drenagem de eventuais abcessos.

Boa calibração do canal auditivo externo com o uso do bastão de papa embebido em colimicina.

Estes tratamentos são indispensáveis para secar o ouvido, aliviar a dor e assegurar uma melhor difusão dos antibióticos locais.

4.2. Antibioticoterapia local

Numa revisão recente, a terapêutica antibiótica local foi utilizada em 51% dos casos (50). As gotas auriculares mais frequentemente utilizadas são a ofloxacina, a ciprofloxacina/dexametasona e a polimixina B/neomicina/hidrocortisona (46). No entanto, a eficácia desta terapêutica antibiótica local permanece ambígua. Muitos autores defendem a sua utilização e consideram-na um dos pilares do tratamento da OEN (27), enquanto outros afirmam que estas preparações modificam a flora bacteriana da ACE, reduzem a taxa de culturas positivas e criam resistência aos antibióticos sem acrescentar qualquer benefício significativo (28,34,46). Por conseguinte, é necessária mais investigação sobre a eficácia da terapia antibiótica local (84).

No nosso estudo, foram prescritos antibióticos tópicos a 50 doentes (43,1%).

4.3. Terapia local com corticosteróides

Os corticosteróides ototópicos têm uma ação anti-inflamatória e analgésica no tratamento da otite externa simples (133). No entanto, alguns autores sugeriram o risco potencial de OEN fúngica e otomicose após a instilação intra-auricular de corticosteróides (134,135).

5. OXIGENOTERAPIA HIPERBÁRICA

5.1 Indicações

Vários autores indicaram a utilização da oxigenoterapia hiperbárica (OTH) no tratamento de várias lesões infecciosas como tratamento adjuvante dos antibióticos (136). A OTH foi relatada como um complemento valioso aos antibióticos para o tratamento da ORL, permitindo adiar a cirurgia e reduzir a duração do tratamento com antibióticos. Deve ser considerada em formas avançadas com envolvimento significativo da base do crânio e extensão intracraniana, e em casos de recorrência (28,50,58,137). Alguns autores indicaram a OTHB em caso de insucesso de um tratamento médico bem gerido durante duas ou três semanas (138). No entanto, numerosos estudos não mostram qualquer benefício adicional da sua utilização como adjuvante da terapêutica médica ou cirúrgica (28,46,136).

5.2. Mecanismo de ação

A OTH proporciona hiperóxia tecidular, o que promove a cicatrização e a formação de cicatrizes nas lesões (34). Pode causar vasoconstrição, reduzir o edema dos CAE e aumentar a proporção de oxigénio dissolvido no sangue para melhorar a oxigenação de áreas mal vascularizadas e necróticas. A OTH tem um efeito cicatrizante, aumentando a angiogénese e estimulando os fibroblastos que formam o colagénio. Potencia igualmente a atividade bactericida dos leucócitos, estimulando a fagocitose (41). Além disso, a OTH aumenta mesmo a eficácia antibacteriana de certos antibióticos, como os aminoglicosídeos (139).

5.3. Complicações

A HBOT pode levar a complicações de gravidade variável (139):

- A complicação mais comum é a miopia progressiva reversível devido à deformação da córnea.
- O barotrauma dos seios nasais e do ouvido médio foi descrito e pode ser prevenido através de técnicas de equalização da pressão.
- O barotrauma pulmonar e o pneumotórax são extremamente raros.
- As embolias gasosas são excepcionais quando são tomadas medidas preventivas.
    - ➔ Estas complicações podem ser evitadas fazendo pausas durante a sessão de oxigenoterapia hiperbárica.

6. CIRURGIA

Antes dos avanços na terapia antibiótica, a cirurgia extensiva para remover todo o tecido infetado era o tratamento ideal para a otite externa maligna. Este consistia em desbridamento local com/sem biópsia de tecido profundo, mastoidectomia, descompressão do nervo facial e petrosectomia (43,83).

Na literatura (140,44,46,66,73), a cirurgia foi indicada em caso de:

- Não resposta a um tratamento antimicrobiano prolongado.
- Doença agressiva ou avançada (paralisia do nervo facial, envolvimento bilateral e achados radiológicos avançados, tais como destruição óssea da articulação temporomandibular, envolvimento de tecidos moles na fossa infratemporal ou na nasofaringe, etc.).
- Paralisia do nervo facial.
- Cultura estéril de tecidos profundos.

Com o tempo, o número de doentes submetidos a cirurgia diminuiu (50). Este facto deve-se aos resultados decepcionantes da cirurgia, uma vez que muitas vezes não é possível obter uma exérese completa das lesões. Por outro lado, a cirurgia tem sido criticada por abrir novas vias de extensão, favorecer a propagação da infeção e aumentar a morbilidade (141).

Atualmente, o papel da cirurgia em ORL é adjuvante ou complementar e requer uma consulta multidisciplinar caso a caso. Consiste em procedimentos puramente locais: remoção de sequestros ósseos, desbridamento de tecidos infectados e drenagem de colecções purulentas (59,61,142). Alguns autores não recomendam a cirurgia com fins terapêuticos, mas sim por razões etiológicas, no caso de biópsia e cultura para diferenciar ORL de neoplasia (31). A descompressão do nervo facial não está mais indicada para paralisia facial em pacientes com OEN (46).

São necessários mais dados para estabelecer o papel da cirurgia no tratamento da OEN (50).

CAPÍTULO 8:
VIGILÂNCIA E PREVENÇÃO

1. CONTROLO DURANTE O TRATAMENTO

A monitorização regular do doente é essencial para detetar complicações numa fase precoce. Baseia-se em critérios clínicos, biológicos, bacteriológicos e radiológicos (31,55,61,115).

1.1 Controlo clínico

Trata-se de um acompanhamento diário. Consiste em controlar a intensidade da otalgia, a abundância de otorreia e o aparecimento de granulações à otoscopia.
É necessário um exame neurológico para procurar sinais de localização, indicando extensão endocraniana.

1.2 Controlo biológico

Baseia-se no controlo das alterações da cinética dos marcadores biológicos, nomeadamente da proteína C-reactiva e da velocidade de sedimentação (21).
O controlo glicémico para garantir o controlo da diabetes é necessário para a recuperação (84,115).

1.3. Controlo bacteriológico

Este controlo baseia-se em amostras bacteriológicas colhidas regularmente durante o tratamento, até que estas sejam negativas.

1.4. Controlo radiológico

Estes critérios baseiam-se essencialmente na normalização da cintigrafia com gálio 67. A maioria dos autores concorda com a importância do critério cintigráfico, uma vez que os critérios clínicos e biológicos nem sempre são fiáveis (31,41). No entanto, o elevado custo e a dificuldade de acesso à cintigrafia óssea limitam a sua utilização na avaliação radiológica da OEN (96).
Um artigo recente refere igualmente o valor da sequência de difusão por RM no acompanhamento dos doentes: sem irradiação e sem injeção de meio de contraste em doentes frágeis com nefropatia diabética potencial. De facto, o ADC (coeficiente de difusão aparente), que é anormalmente elevado nas zonas inflamatórias da rocha, volta ao normal durante a cicatrização (143).

2. CONTROLO A LONGO PRAZO

A recorrência, até um ano após o tratamento, foi descrita na literatura em 15 a 20% dos casos, pelo que os doentes têm de ser monitorizados regularmente durante este período antes de poderem ser considerados curados (20,46,52,144).

3. PREVENÇÃO

A prevenção é sempre o melhor tratamento para a OEN. Dado que a maioria dos indivíduos que desenvolvem OEN são diabéticos que sofreram um trauma auto-infligido ou iatrogénico no ouvido como evento precipitante, é importante alertar os indivíduos susceptíveis para este facto. É preferível não manipular o pavilhão auricular, mesmo com cotonetes (115,145). Os doentes diabéticos devem ter o cuidado de otimizar o seu estilo de vida e o equilíbrio da sua diabetes, aderindo aos tratamentos, às medidas dietéticas e erradicando as fontes de infeção, nomeadamente as infecções dentárias e otorrinolaringológicas (31). Para as pessoas que se encontram habitualmente na água, são necessárias medidas específicas para prevenir as OEN, nomeadamente a utilização de tampões para os ouvidos, a secagem dos ouvidos sacudindo-os após o banho e a utilização de um secador de cabelo após a exposição à água (colocar o secador a baixa velocidade e a baixa temperatura a pelo menos 30 cm dos ouvidos) (145,146).

O médico também desempenha um papel importante na prevenção da OEN. De facto, o otologista deve observar certas precauções ao manusear o ouvido: a irrigação auricular para remover o cerúmen deve ser realizada com cuidado pelo pessoal médico, evitando lesões na parede do CAE (31). No caso de otite externa simples, é necessário um acompanhamento clínico e otoscópico após 48 a 72 horas de tratamento tópico para detetar uma evolução desfavorável e, consequentemente, suspeitar de OEN (22,147).

CAPÍTULO 9: DESENVOLVIMENTO

Graças a uma melhor compreensão da doença, que levou a um diagnóstico mais precoce e a um tratamento adequado, o prognóstico da SSE melhorou nos últimos anos, com um aumento da taxa de sobrevivência (61,148).

1. CURA

Os doentes são considerados curados se a sua doença evoluir favoravelmente após 12 meses sem tratamento. A maior parte das séries da literatura refere um aumento da taxa de cura de até 90% dos doentes, graças às novas estratégias adoptadas no tratamento da doença (101,148-150).

2. COMPLICAÇÕES E SEQUELAS

As complicações da OEN resultam da invasão das estruturas circundantes, principalmente dos nervos cranianos. Embora o nervo facial seja o mais frequentemente afetado, outros nervos podem também estar envolvidos: glossofaríngeo, vago, acessório espinhal, hipoglosso, trigémeo e abducente. Esta lesão pode persistir de forma permanente, causando sequelas estéticas e funcionais incapacitantes (30,148):

- A paralisia facial é inestética, interferindo com a fala e a alimentação, e pode levar a lesões da córnea devido à falta de oclusão palpebral.
- O envolvimento dos nervos mistos pode provocar uma paralisia recorrente ou uma paralisia do constritor faríngeo, que pode mesmo ser responsável por uma afagia total permanente.

A osteomielite da base do crânio ocorre quando a infeção se estende para além do osso temporal e se espalha para o osso esfenoide, o osso occipital ou o clivus (88). O envolvimento intracraniano pode apresentar-se com uma série de sintomas, desde uma ligeira confusão até condições mais graves, incluindo meningite ou trombose dos seios venosos (46).

3. RECIDIR

De acordo com as várias séries publicadas, a recorrência ocorre em 10 a 20% dos casos (53,150). Certos factores aumentam o risco de recorrência, como a idade avançada, a diabetes desequilibrada, a presença de complicações no momento do diagnóstico (paralisia facial, etc.) e uma curta duração do tratamento (76). Estas recorrências podem ocorrer até um ano após a interrupção dos antibióticos, exigindo uma monitorização regular e prolongada (46).

4. MORTE

Após a transição na abordagem terapêutica da OEN, de uma cirurgia agressiva para uma antibioterapia baseada em fluoroquinolonas e C3G, de largo espetro e com boa distribuição intra-óssea, a taxa de mortalidade diminuiu de 42% (13,144) para 15% (53,117). Alguns autores registaram mesmo valores inferiores a 10% (20,24,151).

A mortalidade pode ser atribuída a múltiplos factores, principalmente: idade superior a 70 anos, imunossupressão sistémica (incluindo doentes não diabéticos), complicações intracranianas ou complicações secundárias a tratamento antibiótico prolongado.

ALGORITMO DE DECISÃO

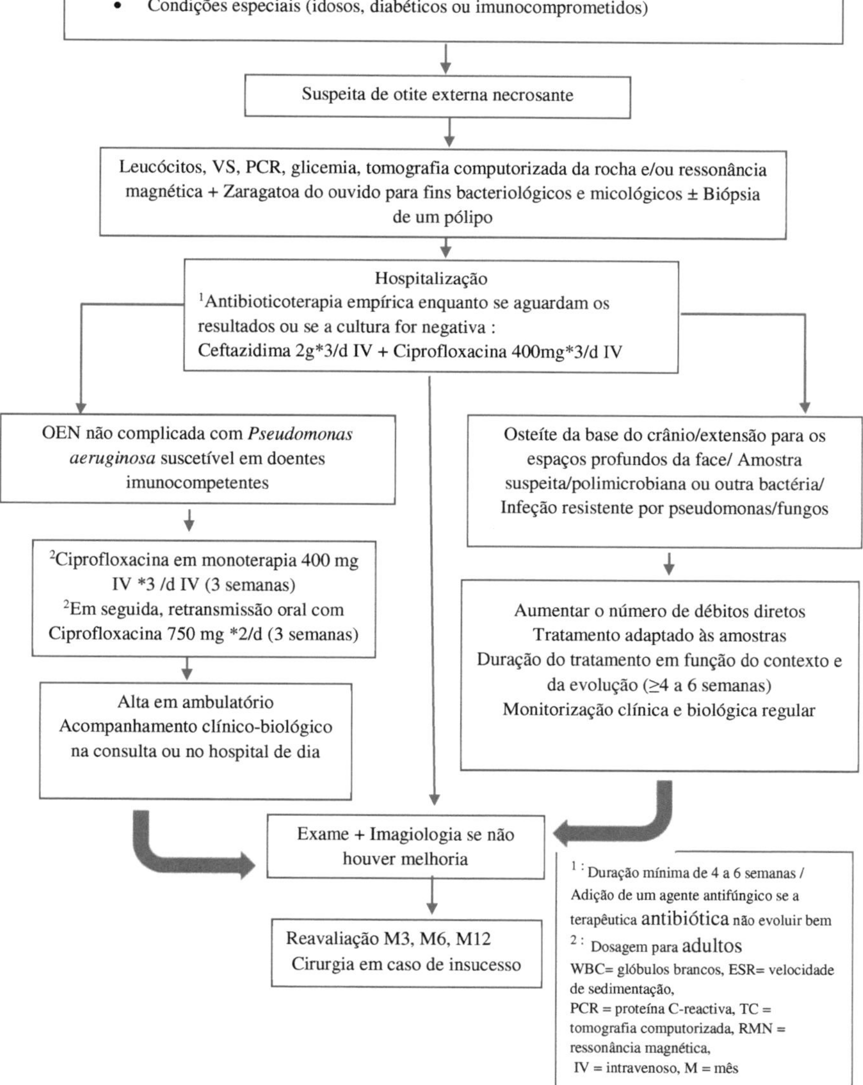

• Otite externa resistente ao tratamento antibiótico local (≥7 dias)
• Dor de ouvido intensa com exacerbação vesperal resistente a analgésicos menores e/ou otorreia refractária a tratamentos ototópicos
• Tecido de granulação no assoalho do canal auditivo externo à otoscopia
• Condições especiais (idosos, diabéticos ou imunocomprometidos)
Suspeita de otite externa necrosante
Leucócitos, VS, PCR, glicemia, tomografia computorizada da rocha e/ou ressonância magnética + Zaragatoa do ouvido para fins bacteriológicos e micológicos ± Biópsia de um pólipo
Hospitalização
[1]Antibioticoterapia empírica enquanto se aguardam os resultados ou se a cultura for negativa :
Ceftazidima 2g*3/d IV + Ciprofloxacina 400mg*3/d IV
OEN não complicada com *Pseudomonas aeruginosa* suscetível em doentes imunocompetentes
[2]Ciprofloxacina em monoterapia 400 mg IV *3 /d IV (3 semanas)
[2]Em seguida, retransmissão oral com Ciprofloxacina 750 mg *2/d (3 semanas)
Alta em ambulatório
Acompanhamento clínico-biológico na consulta ou no hospital de dia
Osteíte da base do crânio/extensão para os espaços profundos da face/ Amostra suspeita/polimicrobiana ou outra bactéria/ Infeção resistente por pseudomonas/fungos
Aumentar o número de débitos diretos
Tratamento adaptado às amostras
Duração do tratamento em função do contexto e da evolução (≥4 a 6 semanas)
Monitorização clínica e biológica regular
Exame + Imagiologia se não houver melhoria
Reavaliação M3, M6, M12
Cirurgia em caso de insucesso
1 : Duração mínima de 4 a 6 semanas / Adição de um agente antifúngico se a terapêutica antibiótica não evoluir bem
2 : Dosagem para adultos
WBC= glóbulos brancos, ESR= velocidade de sedimentação,
PCR = proteína C-reactiva, TC = tomografia computorizada, RMN = ressonância magnética,
IV = intravenoso, M = mês

CONCLUSÃO

A otite externa necrosante é uma infeção grave do canal auditivo externo que resulta em necrose do osso e da cartilagem, que se pode propagar a estruturas adjacentes e ser fatal.

A sua patogénese é explicada pela combinação de um contexto debilitante: um indivíduo diabético idoso com defesas imunitárias reduzidas e um germe agressivo: *Pseudomonas aeruginosa* na maioria dos casos. No entanto, nos últimos anos, tem-se assistido a uma diminuição do número de culturas *de Pseudomonas* e a uma maior frequência de culturas negativas.

Nos últimos anos, tem-se registado na literatura um aumento da frequência da SDO, suscitando um interesse crescente na comunidade médica.

Há sempre um atraso no diagnóstico, uma vez que é difícil fazer um diagnóstico rápido de OEN perante uma apresentação clínica inespecífica.

A avaliação inicial baseia-se numa TAC que mostra lise óssea e/ou numa RMN que mostra osteíte e especifica a extensão aos tecidos moles. Podem também ser discutidos exames ósseos com difosfonatos marcados com tecnécio-99, exames com leucócitos marcados ou, como proposto recentemente, exames PET-CT.

Uma vez confirmado o diagnóstico, deve ser adoptada uma abordagem multidisciplinar, envolvendo todos os especialistas envolvidos, a fim de otimizar a gestão dos doentes com OEN.

A otimização do controlo diabético, a terapia antibiótica ativa contra a *Pseudomonas aeruginosa* com uma combinação de C3G e ciprofloxacina durante um período inicial de 6 semanas parece ser a abordagem terapêutica mais adequada. A oxigenoterapia hiperbárica e a cirurgia não têm lugar como tratamentos de primeira linha.

Afirmar que uma otite externa necrosante foi curada continua a ser difícil: os critérios para interromper o tratamento com antibióticos ainda não estão bem estabelecidos. Baseiam-se essencialmente em dados clínico-radiológicos. A cintigrafia Ga67 continua a ser o padrão de ouro na maioria dos centros. A PET-

CT seria o teste ideal para confirmar a interrupção do tratamento, uma vez que tem uma sensibilidade de 96% e uma especificidade de 91%. O nosso estudo salienta a importância de um futuro estudo prospetivo e analítico para melhorar a codificação da gestão terapêutica dos doentes com ORL, em particular através do estudo dos perfis de resistência dos germes responsáveis por esta condição, a fim de destacar as combinações recomendadas de antibióticos e evitar falhas terapêuticas. Um estudo de maior dimensão seria mais robusto e produziria resultados significativos e úteis.

BIBLIOGRAFIA

1. Kaushik V, Malik T, Saeed SR. Intervenções para a otite externa aguda. Cochrane Database Syst Rev. 20 Jan 2010;(1):CD004740.
2. Meltzer PE, Kelemen G. Osteomielite piocínea do osso temporal, mandíbula e zigoma. The Laryngoscope. 1959;69(10):1300-16.
3. Lucente FE, Parisier SC. James R. Chandler: "Otite externa maligna". Laryngoscope. jul 1996;106(7):805-7.
4. Ridder GJ, Breunig C, Kaminsky J, Pfeiffer J. Central skull base osteomyelitis: new insights and implications for diagnosis and treatment. Eur Arch Otorhinolaryngol. maio de 2015;272(5):1269-76.
5. Mahdyoun P, Pulcini C, Gahide I, Raffaelli C, Savoldelli C, Castillo L, et al. Otite Externa Necrotizante: Uma Revisão Sistemática. Otology & Neurotology. junho de 2013;34(4):620-9.
6. Loh, T. L., Renger, L., Latis, S., & Patel, H. Malignant otitis externa in Australian Aboriginal patients: A 9-year retrospective analysis from the Northern Territory. O jornal australiano de saúde rural 2019. 27(1), 78-82.
7 Chen JC, Yeh CF, Shiao AS, Tu TY. Osteomielite do Osso Temporal: A Relação com a Otite Externa Maligna, o Dilema Diagnóstico e as Tendências em Mudança. The Scientific World Journal. 2014;2014:1-10.
8. Hamzany Y, Soudry E, Preis M, Hadar T, Hilly O, Bishara J, et al. Fungal malignant external otitis. Journal of Infection. março de 2011;62(3):226-31.
9. Chnitir. S. Otite externa necrotizante: 45 casos. Tese da Faculdade de Medicina de Tunis. 2005.
10. Cheng Y, Yang T, Wu C, Kao Y, Shia B, Lin H. Um estudo de tendência temporal de base populacional na incidência de otite externa maligna. Clinical Otolaryngology. Set 2019;44(5):851-5.
11. Guerrero-Espejo A, Valenciano-Moreno I, Ramírez-Llorens R, Pérez-Monteagudo P. Otitis externa maligna en España. Ata Otorrinolaringológica Española. jan 2017;68(1):23-8.

12. Arsovic N, Radivojevic N, Jesic S, Babac S, Cvorovic L, Dudvarski Z. Otite Externa Maligna: Causas para Várias Respostas ao Tratamento. J Int Adv Otol. Abr 2020;16(1):98-103.
13 Hatch JL, Bauschard MJ, Nguyen SA, Lambert PR, Meyer TA, McRackan TR. Resultados da otite externa maligna: um estudo do banco de dados do University HealthSystem Consortium. Ann Otol Rhinol Laryngol. agosto de 2018;127(8):514-20.
14. Eweiss AZ, Al-Aaraj M, Sethukumar P, Jama G. Otite externa necrosante: uma condição grave que se torna mais frequente. J Laryngol Otol. maio de 2022;136(5):386-90.
15. Chawdhary G, Liow N, Democratis J, Whiteside O. Necrotising (malignant) otitis externa in the UK: a growing problem. Review of five cases and analysis of national Hospital Episode Statistics trends. J Laryngol Otol. junho de 2015;129(6):600-3.
16 Bhasker D, Hartley A, Agada F. Is Malignant Otitis Externa on the Increase? Uma revisão retrospetiva de casos. Ear Nose Throat J. Feb 2017;96(2):E1-5.
17 Sylvester MJ, Sanghvi S, Patel VM, Eloy JA, Ying YM. Hospitalizações por otite externa maligna: Análise das caraterísticas do paciente. O Laringoscópio. outubro de 2017;127(10):2328-36.
18. Treviño González JL, Reyes Suárez LL, Hernández De León JE. Otite externa maligna: uma revisão atualizada. American Journal of Otolaryngology. março de 2021;42(2):102894.
19 Hutson KH, Watson GJ. Otite externa maligna, um fardo crescente no século XXI: revisão de casos num hospital universitário do Reino Unido, com uma proposta de algoritmo para diagnóstico e gestão. J Laryngol Otol. maio de 2019;133(05):356-62.
20. Costa MB, Onishi ET. Otite Externa Necrotizante: Uma Proposta de Abordagem Diagnóstica e Terapêutica. Int Arch Otorhinolaryngol. Oct 2023;27(04):e706-12.

21. Abed.I. Otite externa necrotizante cerca de 43 casos.Tese de medicina.Faculdade de medicina de Sfax.2016.
22. Guevara N, Mahdyoun P, Pulcini C, Raffaelli C, Gahide I, Castillo L. Initial management of necrotizing external otitis: Errors to avoid. European Annals of Otorhinolaryngology, Head and Neck Diseases. junho de 2013;130(3):115-21.
23. Yigider AP, Ovunc O, Arslan E, Sunter AV, Cermik TF, Yigit O. Otite externa maligna: como monitorar a doença na estimativa de resultados? Medeni Med J. 2021;36(1):23-29.
24 Sylvester MJ, Sanghvi S, Patel VM, Eloy JA, Ying YM. Hospitalizações por otite externa maligna: Análise das caraterísticas do paciente. O Laringoscópio. outubro de 2017;127(10):2328-36.
25 Sideris G, Latzonis J, Avgeri C, Malamas V, Delides A, Nikolopoulos T. Uma era diferente para a otite externa maligna: os pacientes não diabéticos e não imunocomprometidos. J Int Adv Otol. 2022 Jan;18(1):20-24
26 Yang TH, Xirasagar S, Cheng YF, Wu CS, Kao YW, Shia BC, et al. Malignant Otitis Externa is Associated with Diabetes: A Population-Based Case-Control Study. Ann Otol Rhinol Laryngol. junho de 2020;129(6):585-90.
27. Glikson E, Sagiv D, Wolf M, Shapira Y. Otite externa necrosante: diagnóstico, tratamento e resultado em uma série de casos. Microbiologia Diagnóstica e Doenças Infecciosas. jan 2017;87(1):74-8.
28. Jennifer Rubin Grandis,Morven S Edwards, Marlene L Durand, Milana Bogorodskaya, Malignant (necrotizing) external otitis, UpToDate2024. Disponível em 4 de julho de 2024: Link: https://www.uptodate.com/contents/necrotizing-malignant-external-otitis

29. Guevara N, Mahdyoun P, Pulcini C, Raffaelli C, Gahide I, Castillo L. Initial management of necrotizing external otitis: Errors to avoid. European Annals of Otorhinolaryngology, Head and Neck Diseases. junho de 2013;130(3):115-21.

30. Bathokedeou A, Essobozou P, Akouda P, Essohanam B, Eyawelohn K. Aspectos epidemiológicos, clínicos e terapêuticos da otite externa: cerca de 801 casos. Pan Afr Med J. 28 Feb 2014;17:142.

31 Kumar SP, Singh U. Otite Externa Maligna - Uma Revisão. J Infect Dis Ther 3: 204 (2015).

32. Unadkat S, Kanzara T, Watters G. Otite externa necrosante no paciente imunocompetente: série de casos. J Laryngol Otol. Jan 2018;132(1):71-4.

33. Soudry E, Hamzany Y, Preis M, Joshua B, Hadar T, Nageris BI. Malignant External Otitis: Analysis of Severe Cases (Otite externa maligna: análise de casos graves). Otolaryngol-head neck surg. May 2011;144(5):758-62.

34 Long DA, Koyfman A, Long B. Uma revisão focada na medicina de emergência da otite externa maligna. The American Journal of Emergency Medicine. agosto de 2020;38(8):1671-8.

35 Mani N, Sudhoff H, Rajagopal S, Moffat D, Axon PR. Cranial Nerve Involvement in Malignant External Otitis: Implications for Clinical Outcome (Envolvimento do Nervo Craniano na Otite Externa Maligna: Implicações para o Resultado Clínico). The Laryngoscope. maio de 2007;117(5):907-10.

36. Berenholz L, Katzenell U, Harell M. Evolving Resistant Pseudomonas to Ciprofloxacin in Malignant Otitis Externa. The Laryngoscope. setembro de 2002;112(9):1619-22.

37. 10.1007/s12070-018-1426-0 TA, Adeagbo AK. A Associação entre Otite Externa Maligna e Diabetes Mellitus em África: Uma Revisão Sistemática. Indian J Otolaryngol Head Neck Surg. Dez 2023;75(4):3277-87.

38 Peled C, Sadeh R, El-Saied S, Novack V, Kaplan DM. Diabetes e controlo glicémico na otite externa necrosante (NOE). Eur Arch Otorhinolaryngol. março de 2022;279(3):1269-75.

39. C, El-Seid S, Bahat-Dinur A, Tzvi-Ran LR, Kraus M, Kaplan D. Necrotizing Otitis Externa-Analysis of 83 Cases: Clinical Findings and Course of Disease. Otology & Neurotology. Jan 2019;40(1):56-62.

40. Byun YJ, Patel J, Nguyen SA, Lambert PR. Otite Externa Necrotizante: Uma Revisão Sistemática e Análise das Tendências de Mudança. Otology & Neurotology. setembro de 2020;41(8):1004-11.

41. Hu L, Gao X, Wang X, Xu J, Wang X. [Progresso da investigação da otite externa necrosante]. Lin Chuang Er Bi Yan Hou Tou Jing Wai Ke Za Zhi. 2023 Out;37(10):843-847;852. Chinês.

42 Joshua BZ, Sulkes J, Raveh E, Bishara J, Nageris BI. Predicting Outcome of Malignant External Otitis. Otology & Neurotology. abril 2008;29(3):339-43.

43 Stern Shavit S, Soudry E, Hamzany Y, Nageris B. Otite externa maligna: fatores que preveem os resultados dos pacientes. Jornal Americano de Otorrinolaringologia. Set 2016;37(5):425-30.

44. Lee SK, Lee SA, Seon SW, Jung JH, Lee JD, Choi JY, et al. Análise dos factores de prognóstico na otite externa maligna. Clin Exp Otorhinolaryngol. 1 de setembro de 2017;10(3):228-35.

45. Loh S, Loh WS. Malignant otitis externa: an Asian perspective on treatment outcomes and prognostic factors. Otolaryngol Head Neck Surg. 2013 Jun;148(6):991-6

46 Al Aaraj MS, Kelley C. Necrotizing (Malignant) Otitis Externa. [Atualizado em 29 de outubro de 2023]. In: StatPearls. Treasure Island (FL): StatPearls Publishing; 2024 Jan. https://www.ncbi.nlm.nih.gov/books/NBK556138/

47 Walton J, Coulson C. Otite externa maligna fúngica com paralisia do nervo facial: diagnóstico de biópsia de tecido da AIDS. Case Rep Otolaryngol. 2014;2014:192318.

48. Orioli L, Boute C, Eloy P, De Wispelaere JF, De Coene B, Huang TD, et al. Central skull base osteomyelitis: a rare but life-threatening disease. Ata Clinica Belgica. 1 de agosto de 2015;70(4):291-4.

49 Liu XL, Peng H, Mo TT, Liang Y. Otite externa maligna num doente saudável não diabético. Eur Arch Otorhinolaryngol. agosto de 2016;273(8):2261-5.

50 Takata J, Hopkins M, Alexander V, Bannister O, Dalton L, Harrison L, et al. Revisão sistemática do diagnóstico e tratamento da otite externa necrosante: Destacando a necessidade de pesquisa de alta qualidade. Clinical Otolaryngology. 2023;48(3):381-94.

51. Bruschini L, Berrettini S, Christina C, Ferranti S, Fabiani S, Cavezza M, Forli F, Santoro A, Tagliaferri E. Osteomielite extensa da base do crânio secundária à otite externa maligna. J Int Adv Otol. 2019 Dec;15(3):463-465.

52 Lau K, Scotta G, Wu K, Kabuli MAK, Watson G. Uma revisão de trinta e nove pacientes diagnosticados com otite externa necrosante ao longo de três anos: a tomografia computadorizada é suficiente para o diagnóstico? Clinical Otolaryngology. maio de 2020;45(3):414-8.

53. Mahdyoun P, Pulcini C, Gahide I, Raffaelli C, Savoldelli C, Castillo L, et al. Necrotizing Otitis Externa: A Systematic Review. Otology & Neurotology. junho de 2013;34(4):620-9.

54 Marina S, Goutham MK, Rajeshwary A, Vadisha B, Devika T. Uma revisão retrospetiva de 14 casos de otite externa maligna. Journal of Otology. junho de 2019;14(2):63-6.

55. Honnurappa V, Ramdass S, Mahajan N, Vijayendra VK, Redleaf M. Effective Inexpensive Management of Necrotizing Otitis Externa Is Possible in Resource-Poor Settings. Ann Otol Rhinol Laryngol. Set 2019;128(9):848-54.

56. Hasibi M, Ashtiani MK, Motassadi Zarandi M, Yazdani N, Borghei P, Kuhi A, et al. Um Protocolo de Tratamento para a Gestão da Otite Externa Maligna Bacteriana e Fúngica: Uma Grande Coorte em Teerão, Irão. Ann Otol Rhinol Laryngol. 1 Jul 2017;126(7):561-7.

57. Sekar R, Raja K, Ganesan S, Alexander A, Saxena SK. Perfil microbiológico clínico e atual com alteração da sensibilidade aos antibióticos na otite externa maligna. Indian J Otolaryngol Head Neck Surg. Dez 2022;74(Suppl 3):4422-7.

58 Byun YJ, Patel J, Nguyen SA, Lambert PR. Oxigenoterapia hiperbárica na otite externa maligna: Uma revisão sistemática da literatura. World j otorhinolaryngol-head neck surg. oct 2021;7(4):296-302.

59. Lambor DV, Das CP, Goel HC, Tiwari M, Lambor SD, Fegade MV. Necrotising otitis externa: clinical profile and management protocol. J Laryngol Otol. Nov 2013;127(11):1071-7.

60 Singh J, Bhardwaj B. The Role of Surgical Debridement in Cases of Refractory Malignant Otitis Externa (O papel do desbridamento cirúrgico em casos de otite externa maligna refratária). Indian J Otolaryngol Head Neck Surg. 2018;70(4):549-54.

61. Mahdyoun P, Pulcini C, Gahide I, Raffaelli C, Savoldelli C, Castillo L, et al. Necrotizing Otitis Externa: A Systematic Review. Otology & Neurotology. junho de 2013;34(4):620-9.

62. Balakrishnan R, Dalakoti P, Nayak DR, Pujary K, Singh R, Kumar R. Efficacy of HRCT Imaging vs SPECT/CT Scans in the Staging of Malignant External Otitis. Otorrinolaringol - cirurgia de cabeça e pescoço. agosto de 2019; 161 (2): 336-42.

63. Migirov L, Lipshitz N, Dagan E, Wolf M. A lateralidade da otite externa maligna está relacionada com a lateralidade? Med Hypotheses. Jul 2013;81(1):142-3.

64. H. Moata, G. EL Mghari , N.EL Ansari, R.Ait el abdia, Y.Rochdi, H.Nouri, L.Aderdour e A.Raji. Les otites necrosantes: lorsque l'hyperglycemie prend sa part: a propos de 32 cas. Int. J. of Adv. Res 2019; 7 (Jan). 394-399.

65 Khan MA, Quadri SAQ, Kazmi AS, Kwatra V, Ramachandran A, Gustin A, et al. A Comprehensive Review of Skull Base Osteomyelitis: Diagnostic and Therapeutic Challenges among Various Presentations. Asian J Neurosurg. 2018;13(4):959-70.

66 Stevens SM, Lambert PR, Baker AB, Meyer TA. Otite externa maligna: um novo protocolo de estratificação para prever os resultados do tratamento. Otol Neurotol. Sep 2015;36(9):1492-8.

67. Kamalden TMIT, Misron K. Uma revisão de 10 anos de otite externa maligna: uma nova visão. Eur Arch Otorhinolaryngol. junho de 2022;279(6):2837-44.

68. van Kroonenburgh AMJL, van der Meer WL, Bothof RJP, van Tilburg M, van Tongeren J, Postma AA. Técnicas avançadas de imagem na osteomielite da base do crânio devido a otite externa maligna. Curr Radiol Rep. 2018;6(1):3.

69. Karaman E, Yilmaz M, Ibrahimov M, Haciyev Y, Enver O. Malignant otitis externa. J Craniofac Surg. nov 2012;23(6):1748-51.

70. Zonnour A, Jamshidi A, Dabiri S, Hasibi M, Tajdini A, Karrabi N, et al. Predictive factors in treatment response of malignant external otitis. Eur Arch Otorhinolaryngol. 1 Jan 2023;280(1):159-66.

71. Peled C, Kraus M, Kaplan D. Diagnóstico e tratamento de otite externa necrosante e osteomielite do pé diabético - semelhanças e diferenças. J Laryngol Otol. Sep 2018;132(9):775-9.

72. McLaren O, Potter C. Scedosporium apiospermum: uma causa rara de otite externa maligna. BMJ Case Rep. 9 Sep 2016;2016:bcr2016217015.

73. Gruber M, Roitman A, Doweck I, Uri N, Shaked-Mishan P, Kolop-Feldman A, et al. Utilidade Clínica de um Ensaio de Reação em Cadeia da Polimerase em Otite Externa Necrotizante com Cultura Negativa. Otology & Neurotology. abril de 2015;36(4):733-6.

74. Kozel TR, Wickes B. Fungal diagnostics. Cold Spring Harb Perspect Med. 1 de abril de 2014;4(4):a019299.

75 Hobson CE, Moy JD, Byers KE, Raz Y, Hirsch BE, McCall AA. Malignant Otitis Externa: Evolving Pathogens and Implications for Diagnosis and Treatment [Otite Externa Maligna: Evolução de Patógenos e Implicações para Diagnóstico e Tratamento]. Otolaryngology-Head and Neck Surgery. 2014;151(1):112-6.

76. Chabbert.S.Otite externa necrotizante: avaliação global do tratamento num centro hospitalar universitário com análise dos insucessos terapêuticos. Thèse d'exercixe en médecine . Universidade Claude Bernard Lyon 1.2017

77. Marchionni E, Parize P, Lefevre A, Vironneau P, Bougnoux ME, Poiree S, et al. Otite externa invasiva por Aspergillus spp.: resultado favorável com uma abordagem médica. Microbiologia Clínica e Infeção. maio de 2016;22(5):434-7.

78. Marchionni E, Parize P, Lefevre A, Vironneau P, Bougnoux ME, Poiree S, et al. Otite externa invasiva por Aspergillus spp.: resultado favorável com uma abordagem médica. Microbiologia Clínica e Infeção. maio de 2016;22(5):434-7.

79. Halwani C, Mtibaa L, Hamdi ME, Baccouchi N, Benmhamed R, Jemli B, Akkari K. Um estudo retrospetivo de 43 casos de otite externa maligna fúngica. Pan Afr Med J. 2022 Apr 8;41:287.

80. QASIM ZS, . Sensibilidade de Fungos Isolados de Pacientes Infectados com Otite Externa ao Usar Drogas Antifúngicas. J.Res.Pharm. 2023; 27(6): 2548-2558.

81. Lotfali E , Ghasemi R, Masoumi N, Molavizadeh D, Sadeghi S, et al. Isolamento, Caracterização e Padrão de Sensibilidade Antifúngica de Espécies de Fungos com Potencial Resistência a Medicamentos Antifúngicos em Pacientes com Otomicose. Arch Clin Infect Dis. 2022;17(4):e129169.

82. Kiakojuri K, Mahdavi Omran S, Roodgari S, Taghizadeh Armaki M, Hedayati MT, Shokohi T, et al. Identificação molecular e suscetibilidade antifúngica de leveduras e bolores isolados de doentes com otomicose. Mycopathologia. maio de 2021;186(2):245-57.

83 Peled C, Parra A, El-saied S, Kraus M, Kaplan DM. Cirurgia para otite externa necrosante - indicações e achados cirúrgicos. Eur Arch Otorhinolaryngol. maio de 2020;277(5):1327-34.

84 Hopkins ME, Bennett A, Henderson N, MacSween KF, Baring D, Sutherland R. Uma revisão retrospetiva e uma diretriz multi-especializada, baseada em evidências, para o manejo da otite externa necrosante. J Laryngol Otol. junho de 2020;134(6):487-92.

85. Peled C, Kraus M, Kaplan D. Diagnóstico e tratamento de otite externa necrosante e osteomielite do pé diabético - semelhanças e diferenças. J Laryngol Otol. Sep 2018;132(9):775-9.

86 Stern Shavit S, Bernstine H, Sopov V, Nageris B, Hilly O. FDG-PET/CT for diagnosis and follow-up of necrotizing (malignant) external otitis. Laryngoscope. 2019 Apr;129(4):961-966.

87. Salaheddine H. Otite externa maligna cerca de 20 casos. Tese da Faculdade de Medicina e Farmácia de Marraquexe. 2015.

88 Van Kroonenburgh AMJL, Van Der Meer WL, Bothof RJP, Van Tilburg M, Van Tongeren J, Postma AA. Técnicas avançadas de imagem na osteomielite da base do crânio devido a otite externa maligna. Curr Radiol Rep. Jan 2018;6(1):3.

89 Van Der Meer WL, Waterval JJ, Kunst HPM, Mitea C, Pegge SAH, Postma AA. Diagnóstico de otite externa necrosante em TC e RM: avaliação do padrão de extensão. Eur Arch Otorhinolaryngol. março de 2022;279(3):1323-8.

90 Cooper T, Hildrew D, McAfee JS, McCall AA, Branstetter BF, Hirsch BE. Imagem no diagnóstico e tratamento da otite externa necrosante: uma pesquisa de padrões de prática. Otol Neurotol. junho de 2018;39(5):597-601.

91. Balakrishnan R, Dalakoti P, Nayak DR, Pujary K, Singh R, Kumar R. Efficacy of HRCT Imaging vs SPECT/CT Scans in the Staging of Malignant External Otitis. Otorrinolaringol - cirurgia de cabeça e pescoço. agosto de 2019; 161 (2): 336-42.

92 Lau K, Scotta G, Wu K, Kabuli MAK, Watson G. Uma revisão de trinta e nove pacientes diagnosticados com otite externa necrosante ao longo de três anos: a tomografia computadorizada é suficiente para o diagnóstico? Clinical Otolaryngology. maio de 2020;45(3):414-8.

93 Khan HA. Otite externa necrosante: uma revisão das modalidades de imagem. Cureus. 2021. 13(12):e20675.

94 Kim DH, Kim SW, Hwang SH. Valor preditivo de estudos radiológicos para otite externa maligna: uma revisão sistemática e meta-análise. Jornal Brasileiro de Otorrinolaringologia. Jan 2023;89(1):66-72.

95. [99]Galletti F, Cammaroto G, Galletti B, Quartuccio N, Di Mauro F, Baldari S. Sulesomab marcado com tecnécio-99m (mTc) no tratamento da otite externa maligna: existe algum papel? Eur Arch Otorhinolaryngol. junho de 2015;272(6):1377-82.

96 Sturm JJ, Stern Shavit S, Lalwani AK. Qual é o melhor teste para diagnóstico e monitoramento da resposta ao tratamento na otite externa maligna? The Laryngoscope. Nov 2020;130(11):2516-7.

97 Goh JPN, Karandikar A, Loke SC, Tan TY. Osteomielite da base do crânio secundária a otite externa maligna que imita o cancro nasofaríngeo avançado: caraterísticas de imagem de RM na apresentação inicial. Am J Otolaryngol. 2017;38(4):466-71.

98 Cohen D, Friedman P. Os critérios de diagnóstico da otite externa maligna. J Laryngol Otol. março de 1987;101(3):216-21.

99 Corey JP, Levandowski RA, Panwalker AP. Prognostic implications of therapy for necrotizing external otitis. Am J Otol. julho de 1985;6(4):353-8.

100 Levenson MJ, Parisier SC, Dolitsky J, Bindra G. Ciprofloxacin: droga de escolha no tratamento de otite externa maligna (MEO). Laryngoscope. agosto de 1991;101(8):821-4.

101 Bruno G, Valentina KM, Santoro R, Cammaroto G, Galletti F, Cascio A. Otite externa maligna. Uma série de casos de um hospital italiano de cuidados terciários. Ata Med Mediter. 2014;30(6):1317-23.

102. Thakar A, Tandon DA, Bahadur S, Kacker SK. Otite externa maligna. IJO & HNS. 1 Abr 1996;48(2):114-20.

103. Kaya İ, Sezgin B, Eraslan S, Öztürk K, Göde S, Bilgen C, et al. Otite Externa Maligna: Uma Análise Retrospetiva e Resultados do Tratamento. Turk Arch Otorhinolaryngol. junho de 2018; 56 (2): 106-10.

104 Pritchett CV, Thorne MC. Incidência de mastoidite aguda pediátrica: 1997-2006. Arch Otolaryngol Head Neck Surg. maio de 2012;138(5):451-5.

105. Majeed J, Sudarshan Reddy L. Papel da TC das Mastoides no diagnóstico e tratamento cirúrgico das doenças inflamatórias crónicas do ouvido. Indian J Otolaryngol Head Neck Surg. março de 2017;69(1):113-20.

106. Barkanova ON, Николаевна БО, Gagarina SG, Г ГС, Kaluzhenina AA, A КА. Otite média tuberculosa: exemplo clínico. Jornal da Universidade Médica do Estado de Volgogrado. 15 de abril de 2020; 17 (4): 103-5.

107. Hand, J. M., & Pankey, G. A. Tuberculous Otomastoiditis. Microbiology spectrum, 4(6), 10.1128/microbiolspec.TNMI7-0020-2016.

108. Hertz J, Siim C. Colesteatoma do canal auditivo externo e otite externa necrosante benigna: estudo clínico de 95 casos na região da capital da Dinamarca. J Laryngol Otol. junho de 2018;132(06):514-8.

109. Loock J. Keratosis obturans and external ear cholesteatoma. Clinical Otolaryngology. abril de 2005;30(2):213-213.

110. Spilsbury K, Miller I, Semmens JB, Lannigan FJ. Factores associados ao desenvolvimento de colesteatoma: Um estudo de 45.980 crianças com doença do ouvido médio. The Laryngoscope. março de 2010;120(3):625-30.

111 Trimarchi M, Sinico RA, Teggi R, Bussi M, Specks U, Meroni PL. Manifestações otorrinolaringológicas na granulomatose com poliangiite (Wegener). Autoimmunity Reviews. Feb 2013;12(4):501-5.

112. Wojciechowska J, Krajewski W, Krajewski P, Kręcicki T. Granulomatose com poliangiite na prática do otorrinolaringologista: uma revisão do conhecimento atual. Clin Exp Otorhinolaryngol. 7 de março de 2016; 9 (1): 8-13.

113. Thiagarajah R, Chapman P, Irvine A. Otite externa maligna ou malignidade: relato de dois casos. European Journal of Radiology Extra. 1 Jul 2008;67(1):9-12.

114. Rainsbury P, Mitchell-Innes A, Wilson H, Prior M. Aspergiloma do ouvido médio imitando otite externa necrosante: relato de caso. J Laryngol Otol. Nov 2010;124(11):1209-11.

115. Tsilivigkos C, Avramidis K, Ferekidis E, Doupis J. Otite externa maligna: o que o especialista em diabetes deve saber - uma revisão narrativa. Diabetes Ther. abril 2023;14(4):629-38.

116. Saravanam P, Ravikumar A, Somu L, Ismail N. Otite externa maligna: um flagelo emergente. Journal of Clinical Gerontology and Geriatrics. 1 de dezembro de 2013;4:128-31.

117 Carlton DA, Perez EE, Smouha EE. Otite externa maligna: O paradigma de tratamento em mudança. Am J Otolaryngol. 2018;39(1):41-5.

118. Karaiskos I, Lagou S, Pontikis K, Rapti V, Poulakou G. The "Old" and the "New" Antibiotics for MDR Gram-Negative Pathogens: For Whom, When, and How. Front Public Health. 2019;7:151.

119 Fang CH, Sun J, Jyung RW. Otite externa maligna. Ear Nose Throat J. 2015;94(4-5):136-8.

120. Hariga I, Mardassi A, Belhaj Younes F, Ben Amor M, Zribi S, Ben Gamra O, et al. Otite externa necrosante: relato de 19 casos. Eur Arch Otorhinolaryngol. agosto de 2010;267(8):1193-8.

121. Pulcini C, Mahdyoun P, Cua E, Gahide I, Castillo L, Guevara N. Antibioticoterapia em otite externa necrosante: série de casos de 32 pacientes e revisão da literatura. Eur J Clin Microbiol Infect Dis. Dez 2012;31(12):3287-94.

122. Bodilsen J, Brouwer MC, Nielsen H, Van De Beek D. Tratamento anti-infecioso do abcesso cerebral. Expert Rev Anti Infect Ther. Jul 2018;16(7):565-78.

123. Tunkel AR, Hasbun R, Bhimraj A, Byers K, Kaplan SL, Scheld WM, et al. 2017 Infectious Diseases Society of America's Clinical Practice Guidelines for Healthcare-Associated Ventriculitis and Meningitis. Clin Infect Dis. 15 de março de 2017;64(6):e34-65.

124. Courson AM, Vikram HR, Barrs DM. Quais são os critérios para terminar o tratamento da otite externa necrosante (maligna): Necrotizing Otitis Externa: Ending Treatment. The Laryngoscope. Fev. 2014;124(2):361-2.

125. Ciorba A, Cultrera R, Di Laora A, Grilli A, Bianchini C, Aimoni C. Malignant otitis externa in the antibiotic resistance era: key to successful treatment. B-ENT. 2018. 14:119-123

126. Peled C, El-Seid S, Bahat-Dinur A, Tzvi-Ran LR, Kraus M, Kaplan D. Necrotizing Otitis Externa-Analysis of 83 Cases: Clinical Findings and Course of Disease. Otology & Neurotology. Jan 2019;40(1):56-62.

127. Parize P, Chandesris MO, Lanternier F, Poirée S, Viard JP, Bienvenu B, et al. Antifungal Therapy of Aspergillus Invasive Otitis Externa: Efficacy of Voriconazole and Review. Antimicrob Agents Chemother. março de 2009;53(3):1048-53.

128 Pichon M, Joly V, Argy N, Houze S, Bretagne S, Alanio A, et al. Otite externa maligna por Aspergillus flavus em um paciente diabético: relato de caso e revisão da literatura. Infeção. abril de 2020;48(2):193-203.

129. Mion M, Bovo R, Marchese-Ragona R, Martini A. Preditores de resultados da eficácia do tratamento para otite externa maligna fúngica: uma revisão sistemática. Ata Otorhinolaryngol Ital. oct 2015;35(5):307-13.

130. Maertens JA, Raad II, Marr KA, Patterson TF, Kontoyiannis DP, Cornely OA, et al. Isavuconazole versus voriconazole para o tratamento primário de doenças invasivas causadas por Aspergillus e outros fungos filamentosos: um ensaio de fase 3, controlado por aleatorização, de não inferioridade. Lancet. 20 de fevereiro de 2016;387(10020):760-9.

131. Patterson TF, Thompson GR, Denning DW, Fishman JA, Hadley S, Herbrecht R, et al. Diretrizes Práticas para o Diagnóstico e Gestão da Aspergilose: Atualização de 2016 pela Sociedade de Doenças Infecciosas da América. Doenças Infecciosas Clínicas. 15 de agosto de 2016;63(4):e1-60.

132 Carfrae MJ, Kesser BW. Malignant otitis externa. Otolaryngol Clin North Am. junho de 2008;41(3):537-49, viii-ix.

133 Kaushik V, Malik T, Saeed SR. Intervenções para a otite externa aguda. Cochrane Database Syst Rev. 2010 Jan 20;(1):CD004740.

134. Llor C, McNulty CAM, Butler CC. Ordering and interpreting ear swabs in otitis externa. BMJ. Sep 1, 2014;349(sep01 2):g5259-g5259.

135 Bock K, Ovesen T. É necessário otimizar o diagnóstico e o tratamento da otite externa necrosante. Dan Med Bull. Jul 2011;58(7):A4292.

136 Phillips JS, Jones SE. Oxigénio hiperbárico como tratamento adjuvante da otite externa maligna. Cochrane Database Syst Rev. 2013 maio 31;2013(5):CD004617.

137. Savvidou OD, Kaspiris A, Bolia IK, Chloros GD, Goumenos SD, Papagelopoulos PJ, et al. Effectiveness of Hyperbaric Oxygen Therapy for the Management of Chronic Osteomyelitis: A Systematic Review of the Literature. Ortopedia. 1 Jul 2018;41(4):193-9.

138. Belchadi, M & Khereddine, N & Mani, Ramya & Chahed, H & Zeglaoui, I & ben ali, Meryem & Abdelkefi, M & Shiri, N & Bouzouita, K. L'Otite externe necorsante: Lugar da oxigenoterapia hiperbárica.J. Tun ORL - N° 20.21-24. junho de 2008.

139 Al Siyabi A, Al Farsi B, Al-Shidhani A, Al Hinai Z, Al Balushi Y, Al Qartoobi H. Gestão de Otite Externa Maligna com Oxigenoterapia Hiperbárica: Uma Série de Casos de 20 Pacientes. Oman Med J. 31 de maio de 2023;38(3):e512-e512.

140 Peled C, Parra A, El-saied S, Kraus M, Kaplan DM. Cirurgia para otite externa necrosante - indicações e achados cirúrgicos. Eur Arch Otorhinolaryngol. maio de 2020;277(5):1327-34.

141 Galletti B, Mannella valentina katia, Santoro R, Cammaroto G, Freni F, Galletti F, et al. Otite externa maligna. Uma série de casos de um hospital italiano de cuidados terciários. Ata Medica Mediterranea. 19 de junho de 2014;2014:1317.

142. Kuczkowski J, Nowicki TK. Indicações para cirurgia em otite externa necrotizante. Eur Arch Otorhinolaryngol. junho de 2022;279(6):3219-20.

143. Cherko M, Nash R, Singh A, Lingam RK. Diffusion-weighted Magnetic Resonance Imaging as a Novel Imaging Modality in Assessing Treatment Response in Necrotizing Otitis Externa. Otol Neurotol. Jul 2016;37(6):704-7.

144. Amaro CE, Espiney R, Radu L, Guerreiro F. Otite externa maligna (necrotizante): a experiência de um único centro hiperbárico. Eur Arch Otorhinolaryngol. Jul 2019;276(7):1881-7.

145 Laura A Goguen, Marlene L Durand, Daniel G Deschler, FACS, Morven S Edwards, Jane Givens. Otite externa: Tratamento, UpToDate2023. Disponível em 12 de junho de 2024: https://www.uptodate.com/contents/external-otitis-in-adults-treatment

146. Wingelaar TT, van Ooij PJA, van Hulst RA. Otite externa em mergulhadores militares: mais frequente e menos prejudicial do que o relatado. Diving Hyperb Med. março de 2017;47(1):4-8.

147. Rosenfeld, R. M., Schwartz, S. R., Cannon, C. R., Roland, P. S., Simon, G. R., Kumar, K. A., Huang, W. W., Haskell, H. W., & Robertson, P. J. (2014). Guia de prática clínica: otite externa aguda. Otolaryngology--head and neck surgery: official journal of American Academy of Otolaryngology-Head and Neck Surgery, 150(1 Suppl), S1-S24.

148 Johnson AK, Batra PS. Osteomielite central da base do crânio: uma entidade clínica emergente. The Laryngoscope. maio de 2014;124(5):1083-7.

149 Ahmed M, Syed R, More YI, Basha SI. Osteomielite da base do crânio de Stenotrophomonas apresentando-se como otite externa necrosante: desmascaramento por TC e RM - relato de caso e revisão. Radiol Case Rep 2019 Oct; 14(10): 1241-1245.

150. Hasnaoui M, Ben Mabrouk A, Chelli J, Larbi Ammari F, Lahmar R, Toumi A, et al. Otite externa necrosante: uma experiência de centro único. J Otol. Jan 2021;16(1):22-6.

151.Al-Noury K, Lotfy A. Computed tomography and magnetic resonance imaging findings before and after treatment of patients with malignant external otitis. Eur Arch Otorhinolaryngol. dezembro de 2011;268(12):1727-3

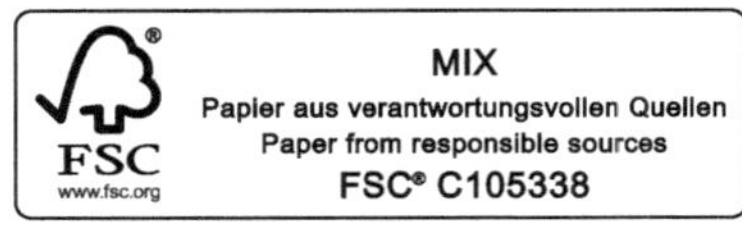

Printed by Books on Demand GmbH, Norderstedt / Germany